临床技术操作规范

癫痫外科分册

中国抗癫痫协会　组织编写

主　编　栾国明

人民卫生出版社
·北京·

图书在版编目（CIP）数据

临床技术操作规范．癫痫外科分册／中国抗癫痫协会组织编写．—北京：人民卫生出版社，2022.10

ISBN 978-7-117-33377-1

Ⅰ．①临… Ⅱ．①中… Ⅲ．①临床医学-技术操作规程 ②癫痫-神经外科学-技术操作规程 Ⅳ．①R4-65 ②R651.1-65

中国版本图书馆 CIP 数据核字（2022）第 126924 号

人卫智网	www.ipmph.com	医学教育、学术、考试、健康，购书智慧智能综合服务平台
人卫官网	www.pmph.com	人卫官方资讯发布平台

临床技术操作规范
癫痫外科分册
Linchuang Jishu Caozuo Guifan
Dianxian Waike Fence

组织编写：中国抗癫痫协会
出版发行：人民卫生出版社 （中继线 010-59780011）
地　　址：北京市朝阳区潘家园南里 19 号
邮　　编：100021
E - mail：pmph @ pmph.com
购书热线：010-59787592　010-59787584　010-65264830
印　　刷：北京顶佳世纪印刷有限公司
经　　销：新华书店
开　　本：787×1092　1/16　　印张：7
字　　数：170 千字
版　　次：2022 年 10 月第 1 版
印　　次：2022 年 10 月第 1 次印刷
标准书号：ISBN 978-7-117-33377-1
定　　价：65.00 元

打击盗版举报电话：**010-59787491**　**E-mail：WQ @ pmph.com**
质量问题联系电话：**010-59787234**　**E-mail：zhiliang @ pmph.com**
数字融合服务电话：**4001118166**　**E-mail：zengzhi @ pmph.com**

编委名单

主　编　栾国明
审　校　李世绰　中国抗癫痫协会
　　　　谭启富　东部战区总医院(原南京军区总医院)
　　　　汪业汉　中国科技大学附属第一医院(安徽省立医院)
编　者　(按姓氏笔画排序)
　　　　于炎冰　中日友好医院
　　　　王雄飞　首都医科大学三博脑科医院
　　　　冯　华　陆军军医大学西南医院
　　　　朱　丹　广东三九脑科医院
　　　　朱君明　浙江大学医学院附属第二医院
　　　　关宇光　首都医科大学三博脑科医院
　　　　李云林　首都儿科研究所
　　　　李文玲　河北医科大学第二医院
　　　　李世绰　中国抗癫痫协会
　　　　杨卫东　天津医科大学总医院
　　　　杨治权　中南大学湘雅医院
　　　　吴　南　陆军军医大学西南医院
　　　　邱吉庆　吉林大学第一医院
　　　　张　华　西安交通大学第一附属医院
　　　　张国君　首都医科大学宣武医院
　　　　张建国　首都医科大学附属北京天坛医院
　　　　周　健　首都医科大学三博脑科医院
　　　　胡　杰　复旦大学附属华山医院
　　　　高国栋　空军军医大学唐都医院
　　　　徐纪文　上海交通大学医学院附属瑞金医院
　　　　凌至培　中国人民解放军总医院(第一医学中心)
　　　　栾国明　首都医科大学三博脑科医院
　　　　梁树立　首都医科大学附属北京儿童医院
　　　　傅先明　中国科技大学附属第一医院(安徽省立医院)
　　　　雷　町　四川大学华西医院
　　　　鲍　民　中国医科大学附属盛京医院
　　　　蔡立新　北京大学第一医院

3

序一

近年来,随着国际上社会、经济和科学技术,特别是信息科学的快速发展,医学科学技术也取得了长足的进步。作为医学神经科学的一个分支,癫痫病学在临床诊断、治疗和基础研究领域都取得了前所未有的发展。我国各地、各级医院出现了很多癫痫专科医疗单位(癫痫"中心"、癫痫门诊,甚至癫痫专科医院),有了更先进的设备、技术和不断开发出来的新型抗癫痫药,使疗效不断提高。癫痫外科手术作为对药物难治性癫痫的一种有效治疗手段,近年来也取得了极大的进展,各地不同级别的医院,陆续开展了癫痫的外科手术治疗,为不少难治性癫痫患者解除了病痛。但是,由于目前癫痫外科尚无规范化的技术操作要求和专业化人才配备,有可能因为对适应证掌握的偏差、手术方式错误的选择,以及技术水平的不足而对患者造成危害。因此,制订癫痫外科的技术操作规范,对加强、规范癫痫外科技术的临床应用行为,保障医疗质量和医疗安全,推动癫痫外科健康发展,提高手术疗效、保护患者利益,是非常必要的。

本书由中国抗癫痫协会组织全国著名癫痫外科专家编写。全书共分十章,系统介绍了癫痫外科开展的条件和要求、癫痫外科手术的分类和临床分级、术前评估、切除性手术、姑息性手术、特殊的癫痫手术、神经调控治疗、癫痫手术前后抗癫痫药的应用、手术后的随访和再评估等关键技术环节的规范化要求。本书内容科学,技术实用,具有较强的可操作性,对于规范癫痫外科技术操作,提高医疗质量有重要的指导作用,可供神经外科特别是从事癫痫外科的专业人员和医疗行政管理人员使用。

中国抗癫痫协会　创会会长
2022 年 2 月

序二

近半个世纪以来世界神经外科飞速发展,20世纪50年代以来,神经外科也经历了从无到有,从稚嫩到成熟,从落后到先进的光辉历程。进入21世纪以来随着新技术的迅速发展,神经外科学的内涵不断刷新和扩展,癫痫外科学作为神经外科的重要组成部分也经历着不断的创新与改进,并取得了令人瞩目的进步。

自从1886年英国外科学家Horsley对第一例癫痫患者进行脑局限性皮层切除以来,癫痫外科已经走过了130多年。20世纪50年代颞叶癫痫外科治疗的发展给癫痫外科带来了一轮高速发展,1962年现代立体定向外科的奠基人Talairach和Bancaud开发的立体定向脑电图(SEEG)又将癫痫外科带入了新的时代。近20年来癫痫外科技术不断进步,术前癫痫灶的定位水平不断提高,在为许多患者解决病痛的同时还探索了不同癫痫的外科治疗方法,丰富了癫痫的基本理论。

癫痫外科是现代神经外科的重要技术领域。神经外科医生需要掌握癫痫外科的评估和手术技术,才能在面对癫痫这种病因庞杂、种类繁多、临床表现多种多样的疾病时,给予患者最佳的治疗方案,从而减少手术创伤,提高患者的生存质量。目前国内许多医院已经开展了癫痫外科手术。但是仍有许多医院的术前评估技术及手术技术处于刚起步阶段。各地区的癫痫外科技术水平差异较大。本书作者在癫痫外科长期探索、创新的基础上,总结了经验与教训。其内容涵盖了癫痫疾病手术治疗有关的最新、最前沿的进展。本书内容翔实,从癫痫外科的基础到临床进行了全方位的系统阐述,为神经内外科医师及相关从业人员提供了有益的参考。

癫痫外科涉及许多交叉学科,需要神经内科、神经生理学、病理学、心理学、神经影像学、信息学和计算机科学等各方面专家与神经外科医生通力协作共同研究,才能推动我国癫痫外科发展,跻身世界先进水平,最后造福广大患者。我相信本书的问世必将起到良好的促进作用。

中国工程院院士
复旦大学神经外科研究所　所长
上海华山医院神经外科　主任
上海神经外科临床医学中心　主任
2022年3月

前　言

癫痫是神经系统第二大疾病,发病率高达千分之七,严重影响患者生活质量,同时,为社会带来了巨大的负担。在我国有 1 000 万癫痫患者,其中 300 多万为难治性癫痫,提高此类病患的生存质量、减轻社会的负担,是现代癫痫外科的根本任务。

现代癫痫治疗方式有三:药物、手术与神经调控治疗。药物治疗虽以癫痫内科为主,外科医生也不应忽视。药物治疗需以正确诊断为基础,合理选择、足量使用抗癫痫药物。神经调控治疗是相对开展较晚的新疗法,自 1997 年美国食品药品管理局(FDA)批准迷走神经刺激术治疗癫痫以来,已成为现代癫痫外科的"利器",目前其主要包括迷走神经刺激术(VNS)、脑深部电刺激术(DBS)、反应性环路皮层刺激术(RNS)、重复经颅磁刺激术(rTMS)等。特别是,药物难治却又不适于根治性手术的患者,神经调控治疗帮助很大,既减轻了癫痫发作,又提高了生存质量。传统手术术式分为根治性与姑息性,姑息性手术比例因神经调控治疗的不断发展而应用减少。现代癫痫外科手术常以根治为目标,常见手术有,标准颞前叶及内侧结构切除术、选择性局灶性皮质切除术、多脑叶切除术、大脑半球离断术等。立体定向深部电极植入术不断成熟,使立体脑电图的应用趋于日常化。通过三维定位致痫灶,癫痫网络理论不断完善,促使传统的脑叶切除,更多地变为以功能性脑区为划分的裁剪式切除。同时,三维定位功能区,在保证疗效的同时,显著减少术后功能缺失,大大提高了患者的生活质量,使个体化精准癫痫外科成为现实。

近 10 年来,我国癫痫外科蓬勃发展,2019 年中国抗癫痫协会评选出全国首批 15 家综合癫痫中心,此外,规范性癫痫中心数量近 400 家,每年进行切除性手术近 10 000 台、迷走神经刺激术近 1 000 台,但相对于 300 多万难治性癫痫患者而言,存在巨大治疗缺口,且发展参差不齐、城乡不均衡,治疗集中于北上广与东部沿海经济发达地区。本书是由中国抗癫痫协会批准,并组织相关专家撰写的,同时又得到中华医学会功能神经外科学组与中国医师协会功能神经外科学组的支持才得以顺利完成。本书规范、简练、实用,希望广大癫痫外科医生,特别是经济欠发达地区癫痫从业人员,可以通过此书获益,提高癫痫诊疗水平,为更多的患者带来健康,福及五湖四海。

首都医科大学三博脑科医院癫痫中心　主任
北京脑重大疾病研究院癫痫研究所　所长
北京市癫痫病临床医学重点实验室　主任
2022 年 4 月

目　　录

第一章　癫痫外科开展的条件和要求

我国癫痫外科的开展始于20世纪50年代,当时少数城市和个别医院开展了癫痫外科手术,以后逐步在全国各地普及,也制订了不同时期的诊断和治疗标准,但按照当今癫痫外科的发展水平衡量,已有了明显的差距,远不能起到指导与发展该专科的作用。中国抗癫痫协会于2005年成立后,组织有关专家编写了《临床诊疗指南——癫痫病分册》,对规范癫痫诊断、治疗的临床行为,包括外科治疗起到了一定的作用,为了进一步规范癫痫外科的技术操作,中国抗癫痫协会又组织全国有癫痫特长的专家编写了本书。

癫痫外科作为功能神经外科近年来形成的一个相对独立的分支,需要有神经内科、小儿神经科、神经影像、神经心理、神经病理、神经药理、神经康复等科室的密切合作,开展术前评估、共同确定方案,才能进行手术。这是一个具有原则性的规定和前提。

中国抗癫痫协会于2016年10月发布"癫痫中心分级标准",对开展癫痫外科诊疗技术的医疗机构、设备条件,人员资格、培训及技术管理等做了明确规定。所有开展和拟开展癫痫外科的医疗机构必须遵照执行。

第二章 癫痫外科手术的分类和临床分级

依据卫生部有关医疗技术分为三类(附录A);手术技术级别分为四级(附录B);手术医师级别分为住院医生、主治医生、副主任医师和主任医师四级(附录C);医师手术权限(附录D)和神经外科手术分为四级(附录E),现规定将癫痫外科手术按难易程度、技术要求分为三级(二、三、四级),分别对应神经外科手术分级及卫生部手术分级的二、三、四级手术。

癫痫外科手术分级如下:

二级癫痫外科手术(神经外科二级手术,卫生部二级手术):前颞叶切除术、有病灶的癫痫灶切除术。

三级癫痫外科手术(神经外科三级手术,卫生部三级手术):颞叶外脑叶切除术、胼胝体切开术、多处皮层热灼术、多处软膜下横切术、迷走神经刺激术。

四级癫痫外科手术(神经外科四级手术,卫生部四级手术):选择性海马-杏仁核切除术、前颞叶及颞叶内侧结构切除术、功能区相关癫痫灶切除术、多脑叶切除术、脑叶离断术、大脑半球切除术、立体定向脑电技术、颅内电极埋藏术、脑深部电刺激术、6岁以下儿童的癫痫外科手术。

第三章 癫痫外科手术的术前评估

第一节 综 合 评 估

癫痫外科手术术前评估的主要目的是为了确定癫痫致病灶和定位脑重要功能区,综合术前评估是目前公认的做法。术前评估检查分为非侵袭性检查与侵袭性监测两种,手术前评估包括:临床病史资料、神经影像学、神经电生理学及神经心理学等方面。

一、临床病史采集

病史采集应该包括发作史、出生史、生长发育史、热性惊厥史以及家族史,其中完整而详细的发作史对于癫痫的诊断和发作类型的确定最有意义。在病史采集中应详细了解有无发作前先兆、有无固定的首发症状、有无自动症以及有无局限性发作症状等,这些特点对于癫痫发作的定侧与定位具有重要价值。

二、影像学资料

计算机断层扫描(computer tomography,CT)是颅脑影像学检查的基本手段,但因其分辨率较低,对颅内微小病变鉴别困难,一般仅用于判断癫痫患者颅内病变是否有钙化,以及癫痫术后早期颅内情况的检查。

磁共振扫描成像(magnetic resonance imaging,MRI)1.5T 以上具有较高的空间分辨率,能够发现细微的颅内病变,通过增强扫描能够发现绝大多数的颅内结构性异常。MR 血管成像可以判断颅内的血管性异常;海马容积测量与 FLAIR 序列扫描是判断海马萎缩和硬化的有效方法;磁共振波谱分析(magnetic resonance spectroscopy,MRS)通过检测中枢神经系统中神经递质与代谢产物,能够发现局灶性神经元损害与功能障碍,有助于定位致病灶,也常用于海马硬化和萎缩的判断。影像学检查发现的损害区并不等于癫痫灶,是否为癫痫的责任病灶应结合临床表现和电生理检查来确定。

三、脑电图检查

脑电图检查是癫痫灶定位的金标准,对于癫痫术前评估而言,32 导联以上长程脑电图监测更具有诊断价值。癫痫灶术前定位应该高度重视发作期的脑电图改变,发作期异常放电的起始区是定位癫痫灶的重要依据,对于术前评估的患者,应有 3~5 次的发作期脑电图。对于颞叶癫痫的诊断,脑电图记录应加用蝶骨电极或卵圆孔电极。如患者脑电图监测过程中超过 3 天仍无癫痫发作或患者癫痫发作频率较低,可在专科医生指导下逐渐减停抗癫痫药物诱发发作(参见第八章)。

颅内电极脑电图是一种有创的检查手段,包括硬膜外电极、硬膜下电极、深部电极脑电图和立体定向脑电图。颅内电极脑电图的监测时间一般为7~10天,无感染情况下,监测时间可延长至3~4周,应获得3次以上的惯常发作记录。颅内电极脑电图可以不受头皮与颅骨的干扰,具有更高的敏感性与准确性。

术中脑电图包括皮层脑电图与深部脑电图,可以进一步验证与明确癫痫灶的位置,但术中脑电图记录的是发作间期的脑电图,所确定的区域并不一定完全是癫痫灶,需要慎重地综合分析判断。

四、神经心理学评估

神经心理学评估的内容包括智力、记忆、注意力、感觉、语言、执行功能等,智力测验可使用韦氏智力量表;记忆功能可使用韦氏记忆量表;语言功能检测可使用 Boston 诊断性失语症测验与汉语测验等。

五、单光子发射计算机断层扫描和正电子发射断层扫描

SPECT(single-photon emission computed tomography,SPECT)是通过向体内注射能发射 γ 射线的示踪药物,检测体内 γ 射线发射来进行成像的技术,可以反映脑灌注的状况,是难治性癫痫术前定位的辅助方法。在发作间期癫痫灶呈低代谢,在发作期呈高代谢。发作期 SPECT 与 MR 融合图像对癫痫灶的定侧、定位均有较高的准确性。

正电子发射型计算机断层显像(positron emission computed tomography,PET)成像时体内注射的放射药物衰减产生正电子与组织中的一个电子发生湮灭反应,生成两个相反方向的 γ 光子。PET 可以定量分析特定的生物化学过程,反映葡萄糖的代谢与不同神经递质受体的分布。在发作间期癫痫灶呈低代谢(图3-1),在发作期呈高代谢。

SPECT 与 PET 是核医学成像的重要技术,虽然对癫痫灶检测有较高的准确性,但图像空间分辨率较低,存在一定的假阴性,常常与脑电图、磁共振等检查手段联合应用来提高定位精度。

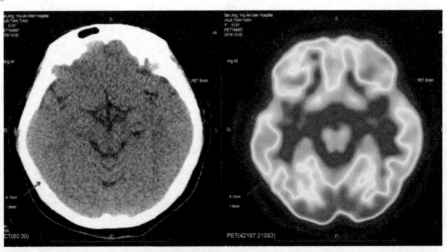

图3-1 PET 检查示右侧颞叶后部低代谢

六、功能磁共振成像与脑磁图

以血氧水平依赖(blood oxygen level dependent,BOLD)为基础的功能磁共振成像(functional magnetic resonance imaging,fMRI)技术是一项比较成熟和完善的脑功能成像研究方法,目前主要应用于脑功能区(运动、语言、感觉功能)的术前定位。

脑磁图(magnetoencephalography,MEG)是近年来发展起来的一种无创脑功能检测方法,它是用低温超导来检测脑内生物磁信号的技术,时间分辨率达到 1ms,空间分辨率高。脑磁图可以进行癫痫灶定位与功能区定位,可以检测直径小于 3mm 的癫痫灶。MEG 主要记录发作间期的磁信号,对于大脑皮质起源的癫痫灶检出率高,但对于深部起源的癫痫灶定位不够敏感。

七、癫痫手术一些相关概念与检查方法

1. **刺激区**　癫痫发作间期在脑电图检查上产生痫样放电的脑皮质区域,刺激区并不一定是癫痫灶。发作间期的脑电图与 MEG 可以定位刺激区。

2. **致痫区**　大脑皮质兴奋抑制功能失常的区域,可以引起癫痫发作,手术切除该区域可以获得完全的临床缓解。发作期脑电图、发作间期 PET、发作期与发作间期 SPECT、发作期颅内电极脑电图具有致痫区定位诊断价值。

3. **发作起始区**　引起癫痫发作开始的脑皮质区,是致痫区整体的一部分。发作期脑电图、MEG、发作间期 PET、发作期与发作间期 SPECT 对发作起始区具有定位价值。

4. **致痫病灶**　直接引起癫痫发作的脑结构性异常,致痫病灶本身并不引起癫痫发作,其周围皮质是致痫区的可能性最大。CT、MRI 等影像学检查可辅助定位诊断。

5. **症状产生区**　受癫痫样放电刺激而产生发作症状的皮质区域。仔细分析发作症状与视频脑电图可以明确该区域。

6. **功能缺损区**　发作间期功能异常的皮质区域。详细的神经系统体格检查与神经心理学评估,可以明确该区域。

7. **脑功能区**　具有某种功能的大脑皮质,包括运动区、感觉区、语言区、视觉区等,诱发电位、fMRI、MEG、皮层电刺激可以帮助定位。

第二节　术前脑功能定位的方法

癫痫外科手术的主要目的是切除癫痫灶,同时不造成神经功能的缺失。术前脑功能区的准确定位对于提高手术疗效,降低手术并发症具有重要的意义。传统的优势半球定位多采取颈内动脉异戊巴比妥钠试验(或称 Wada 试验)来进行,新近出现的以血氧水平依赖为基础的 fMRI 和以低温超导来检测脑内生物磁信号的 MEG,均可以无创地在术前确定出脑功能区(初级运动与感觉皮层、视觉皮层、语言皮层等),随着医学科学技术的发展,fMRI 与 MEG 得到广泛的应用。

一、Wada 试验

Wada 试验是一种有创的优势半球定位技术,1949 年由加拿大蒙特利尔神经病学研究所的 Wada 医生提出并应用于临床。经股动脉插管,在一侧颈动脉注射 60~200mg 的异戊巴比

妥钠(目前多用异丙芬替代)通过选择性的麻醉一侧大脑半球,来判断该侧半球在语言、记忆、运动、感觉等方面的功能。一侧检查后 30 分钟,再检查对侧半球,通过比较两侧的检查结果来确定优势半球。

虽然 Wada 试验在判断语言的优势侧方面,尤其是观察记忆功能方面的作用仍然是其他方法难以取代的,但它具有侵袭性和危险性,随着新的无创方法的出现,Wada 试验的应用逐渐减少。

二、功能磁共振成像

以血氧水平依赖为基础的 fMRI 技术是一项目前比较成熟和完善的脑功能成像研究方法,它是一种无创伤的检查方法,具有空间分辨率高、检查时间短、容易与结构影像融合等优点。

临床常用于感觉皮层、运动皮层与语言皮层的定位。不同的功能区定位需要执行不同的任务:运动区的功能定位多采用对指运动、足踝屈伸以及舌与嘴唇的运动;运动性语言区的功能定位多采用朗读任务、图片命名或者词语联想任务;感觉性语言区的功能定位多采取语言理解任务与图片命名任务;视觉皮层功能定位多采用翻转棋盘格任务;采用语言区功能定位的任务均可用于优势半球定位。

fMRI 的功能区定位也存在一些缺陷。首先是它的时间分辨率不够理想,信号变化与神经元的激活有 1~2 秒的差距,其次是容易受运动伪迹与静脉伪迹的影响,在结果分析时应考虑到这些因素的存在,才能做出合理准确的判断。

三、脑　磁　图

脑磁图是近年来发展起来的一种无创性脑功能检测手段,它是利用低温超导来检测脑内微弱的生物磁信号。由于脑磁图探测的是神经元突触后电位产生的磁场变化,不受头皮、软组织与脑脊液的影响,具有极高的时间分辨率与空间分辨率。随着技术的不断成熟,已经被广泛地应用于神经科学领域。在神经外科,主要应用于癫痫诊断与功能区皮层定位。

脑磁信号主要分为自发脑磁信号和诱发脑磁信号两大类,脑功能区定位多采用诱发脑磁图技术,当在机体某一特定部位给予适宜刺激时,通过电子计算机平均叠加技术,在中枢神经系统相应部位检出的与刺激有锁时关系的磁场变化。根据刺激种类与方法的不同,诱发脑磁信号又分为听觉诱发磁场、视觉诱发磁场、体感诱发磁场、运动诱发磁场、事件相关磁场等。利用偶极子原理根据记录到的磁场分布可以计算出磁场信号源的空间位置,通过计算机软件融合功能,在磁共振解剖像上可以标记出磁场信号源的位置,得到功能区的二维与三维图像(图 3-2)。

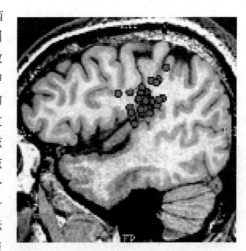

图 3-2　MEG 检查红色圆点为癫痫灶定位

目前脑磁图主要应用于初级体感皮质定位(正中神经电刺激任务),初级听觉皮质定位(纯音刺激任务),运动皮质定位(手、足、嘴唇的运动),视觉皮质定位(黑白棋盘格翻转刺激任务)。这些方面的应用比较成熟,定位的准确性与可靠性已经得到了临床的证实,尤其是几种方法联合应用的中央沟定位已经得到广泛的认可。应用脑磁图进行优势半球定位,主要通过口头语言任务或听觉语言任务诱发的晚期听觉诱发磁场成分来做出判断,脑磁图与Wada 试验吻合度达 87% ~95%。语言皮层功能检查包括:听觉语言诱发磁场、视觉语言诱发磁场、图片命名诱发磁场等,由于语言功能复杂,语言皮质定位技术尚不十分成熟,在临床还未得到广泛的应用。

四、经颅磁刺激

1831 年法拉第发现电磁感应与电磁转换原理,正是基于这一原理,1985 年英国谢菲尔德大学 Anthony Barker 研制出现代经颅磁刺激(transcranial magnetic stimulation,TMS)仪器样机。TMS 是一种脑部皮层的无创性刺激技术,其本质是颅内的感应电流刺激,不用电极,比电刺激更简便安全。2002 年加拿大卫生部批准 TMS 临床治疗使用。2008 年美国 FDA 批准TMS 用于治疗药物难治性抑郁症。目前,TMS 被广泛应用于癫痫、帕金森、偏头痛等各类神经系统疾病的治疗,也是目前非侵袭性脑功能区定位的方式之一,特别是导航系统引导下经颅磁刺激(navigated transcranial magnetic stimulation,nTMS)对于语言、运动定位的准确性已得到一定证实。

现代 TMS 技术是利用脉冲磁场作用中枢神经系统,每一个脉冲都是一个双向交变电流,引起颅内双向变化感应电场,即法拉第磁效应。这一场强不断变化的磁场,穿过头皮和颅骨,使局部大脑皮质神经元细胞的膜电位改变,从而影响脑内代谢和神经电活动,以达到治疗疾病的目的。如低频(频率<1Hz)刺激可以抑制大脑皮质兴奋,从而抑制癫痫发作。反之,高频刺激可诱发癫痫。

第三节 术中麻醉监测唤醒的方法和皮层电刺激

致痫灶位于重要功能区附近时,精确的致痫灶和脑功能区定位是确定合理手术方案的基础。当致痫灶与功能区有一定距离时,可以进行致痫灶彻底切除。当致痫灶完全位于功能区时,则只能采取限制性切除、软膜下横切或者皮层热灼电凝。虽然 fMRI 与 MEG能够无创地在术前确定脑功能区,但在唤醒状态下皮层电刺激技术仍然是脑功能区定位的金标准。

一、唤 醒 麻 醉

术中唤醒麻醉是指在手术过程的某个阶段要求患者在清醒状态下配合完成某些神经测试及指令动作的麻醉技术,主要包括局部麻醉联合镇静与唤醒全麻技术。唤醒麻醉可以保证合适的镇静与镇痛深度、稳定的血流动力学与安全的气道管理,使患者可以在清醒状态配合完成运动、感觉与语言功能的测试,这项技术在脑功能区手术中应用广泛。

技术要点

1. 为了方便患者在开颅后能快速苏醒,多采用短效麻醉药异丙酚与瑞芬太尼做全身麻醉的诱导,术中尽量不应用肌松药物,插入喉罩或气管导管(条件具备时,也可不插入喉罩或气管插管),并维持药物浓度。

2. 术前不应用镇静药,缩短患者清醒时间,术中注意保暖,以减少患者清醒后寒战发生。

3. 运动与感觉功能定位时患者采取平卧位或侧卧位。语言功能定位时,一般采用右侧卧位,头略后仰,头架固定。

4. 在皮肤、骨膜和硬膜分离时,应予以充分的局部浸润麻醉,以保证术中镇痛效果。

5. 皮层暴露后,调整麻醉药物浓度:异丙酚 $0.5\mu g/ml$、瑞芬太尼 $0.8ng/ml$,直至患者清醒,根据需要决定是否拔除气管插管(语言功能测试需要拔除气管插管,运动功能定位可不拔除)。

6. 患者清醒程度满意后,进行皮质电刺激功能区定位。唤醒时间 10~50 分钟,平均 19 分钟。待皮层电刺激完成后,可加深麻醉,再次插入气管插管(也可不插管)。

二、皮层电刺激脑功能区定位

1937 年 Penfield 最先在癫痫手术中应用皮层电刺激,他第一个描述手术技巧,并画出了代表运动与感觉皮层体表分布的经典图。随着刺激设备的完善以及资料的积累,皮层电刺激被广泛应用于功能区手术中,成为脑功能定位的金标准。皮层电刺激可以激活或抑制刺激区的神经功能,包括兴奋表现与抑制表现,对于语言任务而言,不会出现兴奋性现象,只会出现抑制性表现。

1. **运动区功能定位**　运动区功能定位可以在麻醉状态下进行,也可在唤醒状态下进行。当皮层受到电流刺激时,出现肢体、面部的肌肉抽动,常提示该处皮层为运动区。当患者处于运动状态时,电流刺激引起运动停止,常提示该区域为运动前区。

2. **感觉区功能定位**　当电流刺激感觉皮层时,患者常能描述相应部位出现异常感觉。

3. **运动性语言区功能定位**　在唤醒状态下,执行图片命名、数数字与朗读等任务,当皮层电刺激引起以下特征性变化时,认为是阳性区域:发音停止、发音不能、音调变化、声音变小、含糊、计数错误、断续、重复、命名停止、命名不能、命名错误等。

4. **感觉性语言区功能定位**　在唤醒状态下,执行图片命名、计算与语言理解等任务,当皮层电刺激引起以下特征性变化时,认为是阳性区域:命名停止、命名不能、命名错误、计算错误、回答错误、回答延迟等。

技术要点

1. 皮层电刺激多采用双极刺激器(图 3-3),刺激参数:方波双极脉冲 200ms,脉冲间隔 0.5ms,脉冲频率 50Hz,电流强度 3~15mA,采用串脉冲刺激,刺激时间 2 秒,刺激器尖端距离 5mm。

2. 刺激强度确定标准:一般从 3mA 开始刺激,最大刺激电流为 15mA。随着电流强度的增加,在脑电图上可以看到后放电(after discharge

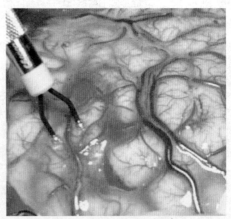

图 3-3　术中皮层电刺激

activity，AD），AD 多在刺激结束后 5 秒内出现，将此时的刺激电流减少 2mA 作为功能区皮层确定的刺激电流。

3. 皮层电刺激时，随着电流增大，部分患者会出现癫痫发作，遇到此种情况时，可应用冰林格液冲洗皮层，消除发作。

4. 刺激间隔不应少于 1 秒，避免同一点多次刺激。一般来说，当后电位出现而功能不受影响，提示该区域无功能。

5. 对于所确定的阳性功能区，要经过三次以上有间隔的验证来确认。

第四节　术中电生理监测

一、皮层脑电图

皮层脑电图（electrocorticogram，ECoG）主要用于确定术中癫痫灶的边界，指导手术切除的范围。近二十余年来 ECoG 在确定癫痫灶区域的作用已经在很大程度上被术前的长程视频脑电图和颅内埋藏脑电图监测所取代，但其作为传统的术中监测方法，仍在临床上较为广泛地应用。

（一）适应证

药物难治性部分性癫痫的切除性手术中，ECoG 应用于：①确定癫痫灶的边界和术中癫痫灶切除的范围；②核实癫痫灶（致痫区）是否切除完全。

术中癫痫灶的确定主要依据：①监测的脑区出现明显的发作间期癫痫波发放。②通过刺激脑区出现明显的后放电或引起临床发作的先兆或初始症状，则该放电或受刺激区域考虑为致痫区，但实际临床工作中极少单纯依靠 ECoG 来确定癫痫起源区。

1. 监测发作间期癫痫样放电　由于 ECoG 的监测时间相对较短，往往无法监测到发作期脑电图，而主要监测到发作间期的棘波或尖波等癫痫样发放，棘尖波发放区域也是术中确定癫痫灶范围的主要依据。

理论基础：发作间期棘波与尖波可以确定癫痫的泛化区，而 ECoG 的发作间期脑电图与癫痫灶区域关系更为密切（也就是说癫痫灶区域在发作间期更易出现癫痫波发放），而且切除这些癫痫波发作的区域后大部分癫痫可以治愈。

理论的局限性：①局限的监测范围不能确定癫痫性放电是原发于监测区域还是继发于其他的癫痫性放电区域；②不论是麻醉状态下还是术中清醒的 ECoG 监测，麻醉药物、睡眠状态等都可能影响发作间期癫痫样放电的范围和程度；③在许多患者可能出现 ECoG 监测到多灶性放电，而实际上手术可切除的部分性癫痫多为单灶性癫痫；④有限的时间，可能并不能发现真正癫痫放电最多的区域。

2. 检查皮层重复电刺激的易感性　为弥补单纯术中监测间期癫痫性放电的不足，术中电刺激得到广泛应用。当刺激电流或频率足够大时可以在局部形成一个"后放电"，这是一种癫痫样放电，起源于局部，可以一直局限于局部或向周围皮层及皮下扩散。后放电的时间可以小于 1 秒，也可以达到 90 秒或更长时间，其后随一个发作后抑制（慢波活动），持续时间不定。

理论基础：致痫区域有更高的电刺激易感性（低刺激阈值和/或长的后放电持续时间），

而且刺激引出的后放电可以伴随有临床惯常性发作的起始症状。

理论的局限性:脑皮层局部电刺激的阈值与后放电的持续时间在不同部位存在明显差异,而且同一个皮层的不同时间、甚至连续两个刺激间都是不同的,另外电刺激的结果可能会与发作间期癫痫样放电定位或术前的定位不一致甚至矛盾。

3. **电刺激时记录惯常性的癫痫发作** Penfilid 等人在术中清醒麻醉状态下,用皮层电刺激诱发癫痫发作初始症状来确定癫痫灶。

理论基础:①症状起始区往往与致痫区域相关密切,甚至完全重叠;②电刺激脑区诱发出现症状的区域就是致痫区域。

理论局限性:①症状起始区与癫痫灶可以毗邻甚至远离;②有研究证实无论局限性或扩散性的后放电都没有明显的定侧及定位意义。

(二) 手术技术要点

1. **皮层监测(图 3-4)** 监测区域应当包括手术暴露及其周围区域,比如颞叶癫痫切除术前应当监测颞区、颞底、额眶回、海马和杏仁核区域,在监测中将有明显痫性放电的区域用无菌的纸片或其他标记物进行皮层的标记,以便最后进行统一分析。癫痫灶切除后监测区域应当与切除前相同,不应当仅局限于切除区域周围。癫痫灶切除前后的记录时间应都当在 30 分钟以上,特别是切除前的记录。记录的方式可以参考电极导联或双极导联。

2. **电刺激技术** 刺激参数:$0.5\sim2ms$ 的双相方波,频率为 $50\sim60Hz$,持续时间为 $1\sim5$ 秒,间隔时间大于 15 秒。刺激的设备可以是手持式刺激器或直接用皮层电极的两个触点作用刺激电极。如果需要电刺激诱发发作时,可以应用低频($1\sim2Hz$)方波电刺激,脉宽可以为 $50\sim200ms$。

3. **药物诱发发作间期痫性放电** 用于术中不能发现或仅有较少的发作间期痫性放电时。方法是静脉应用硫喷妥纳、美索比妥、依托咪酯或异丙酚。用药后可能出现较多的痫性放电,但也可能引起放电区域广泛,甚至在手术暴露野外的区域有明显的放电,而缺乏固定的局灶性放电,这样容易造成切除区域的扩大。但也有部分病例在注射药物早期和后期增加的放电仅局限于一定的脑

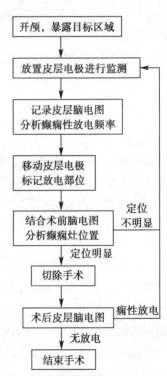

图 3-4 术中 ECoG 监测流程图

区,这时往往提示此区域为致痫区。近年来应用的短效制剂阿芬太尼和瑞芬太尼可以提高诱发的准确性,特别是阿芬太尼主要提高海马和海马旁回的放电,其诱发的癫痫发作与自然发作有高度一致性,而瑞芬太尼可以增加致痫区的放电,而抑制正常脑电的异常放电。由于这些药物对脑电图的影响是复杂的,在以诱发出现的癫痫样放电确定致痫灶时要综合的慎重考虑。

4. **麻醉对癫痫性放电的影响** 在麻醉诱导中静脉用麻醉药物或平稳的全麻过程中麻醉药物都可能对癫痫样放电产生影响,但不论应用何种麻醉药物,当出现 1 个棘波/分钟以

上的放电时可以认为这种放电是可靠的。酚太尼的影响目前不太确定,异丙酚和笑气认为对清醒状态下的 ECoG 有影响,但当大剂量异丙酚单独应用时对癫痫样放电的影响不大,异丙酚的作用呈类似于巴比妥的剂量相关性,虽然可以抑制癫痫持续状态的临床发作,但并不抑制癫痫样放电的发放。

5. 对 ECoG 的解读　由于没有颅骨等对脑电的衰减作用,皮层脑电图与头皮脑电图不同,前者波幅较高,快波节律更为明显,可以见到较多尖波样的 α 或 mu 节律,而棘波则更高,持续时间更短。比较难以确定的是在双极导联中出现的低幅电活动,可能是由于脑脊液导电引起的等电位,也可能是真正的皮层异常癫痫样放电。同样 δ 节律的出现也可能是由于病理性异常或显露过程中的手术操作损伤所致,但癫痫灶切除后出现的切除部位周围 δ 节律常常是手术创伤引起。

(三) ECoG 的优缺点

1. 优点

(1)灵活确定电极放电位置和电刺激位置。根据术中的发现实时调整监测位置。

(2)记录到许多术前头皮脑电图(包括蝶骨电极、鼻咽电极)等无法记录的发作间期放电。合理的操作可以避免多种伪差,记录到真实的脑电情况。

(3)可以通过电刺激观察后放电、症状产生区和判定功能区。

(4)手术切除过程中随时进行监测,确定癫痫样放电的性质和特点。

(5)结合术中功能区定位,合理确定手术切除范围。

2. 缺点

(1)必须有术前准确的癫痫灶的定位或区域定位。

(2)极少能记录到发作期的脑电图。

(3)由于时间短暂,可能不能记录到癫痫样放电或者仅能记录到开颅区域远隔部位的痫波发放,而影响手术的操作。

(4)由于麻醉药、手术操作等的影响,可能产生非真实的脑电图。

(5)儿童和不能合作的成人难以进行清醒麻醉状态下的 ECoG。

(6)需要增加手术的人力和时间成本。

(四) 工作人员与设备要求

1. 电生理人员　由于 ECoG 需要即刻解读,可能对手术的结果产生更大影响,需要有经验的神经电生理人员直接参与术中监测。

2. 外科医生　由于 ECoG 监测的重要意义,需要术者直接参与这一过程,要求有经验神经外科医生参与开颅和显露的过程,尽可能减少对脑组织的损害,以减少对 ECoG 误读的可能。

3. 麻醉医生　熟悉各类麻醉药物对脑电图的影响,可以完成术中唤醒麻醉,有丰富的癫痫外科手术麻醉经验。

4. 监测电极

(1)记录电极:可以用 4~64 导的条状或栅状电极置于骨窗内或插入骨窗缘,电极的电阻应当低于 5kΩ,最好在 1kΩ 左右。记录海马的电极方法有三种:深部电极置入、打开脑室置入条状电极或者用 8 导的条状电极从颞底向颞叶内侧插入。

(2)参考电极:用盘状电极粘于耳垂或者用消毒鳄鱼夹电极夹住皮肌瓣的肌肉。

（3）地线电极：用盘状电极粘于眉间区域或者用消毒鳄鱼夹电极夹住骨窗缘的颅内上。

5. **记录设备**　32 或 64 导联数字视频脑电图，脑电图可以不置于手术间，而在手术室外，电生理人员与手术医生通过话筒进行交流，而手术中的图像则可以通过适时视频记录让电生理人员观察到，并记录不同时间皮层电极放置的具体位置。脑电图的记录频率应当为 0.5~500Hz（记录电刺激后放电时低频可以调整为 1.6Hz，甚至 5Hz），灵敏度为 10~50μV/mm。

二、大脑皮质诱发电位

大脑皮质诱发电位一般是指感觉传入系统受刺激时，在皮层上某一局限区域引出的电位变化；由于脑皮层随时变化，并不断产生自发脑电活动。诱发电位常出现在自发脑电波的背景之上。在皮层相应的感觉区表面引起的诱发电位可分为两部分：一为主反应，另一为后发放。主反应出现的潜伏期是稳定不变的，为先正后负的电位变化。后发放尾随主反应之后，为一系列正相的周期电位变化。诱发电位也可在人体头颅外头皮上记录到。由于记录电极离皮层较远，颅骨的电阻很大，记录到的电位变化极微弱，而且诱发电位夹杂在自发脑电之间，电位很难分辨。运用电子计算机将电位变化叠加、平均起来，能够使诱发电位显示出来，这种方法记录到的电位称为平均诱发电位。

（一）适应证

癫痫外科常用的大脑皮质诱发电位是术中躯体感觉诱发电位（somatosensory-evoked potential，SEP），术中躯体感觉诱发电位是用以寻找感觉投射部位的重要方法，在研究皮层功能定位方面起着重要的作用，用于术中辨别特殊的结构，以及检测神经结构的损伤是否可逆。SEP 对定位初级躯体感觉皮层/中央后回提供了直接又精确的途径，也可利用电位翻转的方法进行中央沟的定位。SEP 定位技术可应用于不同年龄阶段，无论全麻还是清醒的患者。最常用于中央区癫痫切除性手术与大脑半球切除术。

（二）刺激方式

正中神经刺激时阴性电极应当放置于阳性电极近端的 2~3cm 处，以避免阳极阻滞。常用的刺激参数为 100~300ms 脉冲宽度、3~5Hz 的刺激频率，刺激强度以产生舒适的肌肉抽动为宜，但也有人认为可以适当提高刺激强度以产生更好效果。也可以刺激口唇等其他部位进行其相应感觉区的定位。一般来说，需要 100~200 个重复刺激实验，才能从躯体感觉皮质得到清晰的回应。与参考电极比较，皮层的反应可以是正相的或者负相的。在打开颅骨或剪开硬脑膜后，条状电极安放在脑的表面，可以更容易进行定位。术中可以通过改变条状电极的放置位置来优化信号，从而明确皮层定位。二次手术或感染后病例等硬膜与皮质表面结构粘连的患者，电极可放在硬膜外记录，以减少并发症。此外，当开颅手术的骨窗范围不直接显露感觉-运动皮质时，条状电极可伸入骨缘下来进行感觉、运动区皮质的定位。

（三）结果分析

躯体感觉诱发电位 N20 波是一种负波，一般认为它来源于丘脑向皮层的投射或皮层感觉区，因为在丘脑病变时可使 N20 波消失，而 N20 波以前的电波成分不受影响。所以常常可以记录到 N20 较为可靠,也可同时记录 N22。感觉区定位于 N20 潜伏期最短、波幅最高的电极所在位置。感觉区定位时除在切除前进行定位外,在手术过程中或切除癫痫灶后也可以再次定位,进行两次刺激比较,判定手术操作对感觉区的影响。

(四)设备要求与放大器设置

1. 刺激电极安放在上肢正中神经经过的皮肤表面(也可放在下肢的某一部位),参考电极置于刺激电极对侧的肩部,记录电极用栅头皮层电极置于中央沟前后,垂直于中央沟放置电极。两种类型的记录配置和组合可以应用。参考导联是其中之一,所有的电极都要以一个远离皮层的电极为参考。另外一种是双极导联,每个导联都和另外一个导联相关联。当应用参考导联时,躯体感觉皮质定位于电极下方。双极导联中,在躯体感觉皮质区会记录到位相倒置。

2. 刺激设备可以使用记录频率为 30~3 000Hz,儿童时可以调到 1~2Hz 以更好记录到皮层 SEP。

3. **人员要求** 安全合理地应用 SEP 需要外科医生和电生理团队对 SEP 有深刻的认识,其中包括对麻醉的认识。所以要求有专职神经电生理人员参与记录和结果分析。

4. **麻醉要求** 可以在全麻或局麻下进行,当在全麻下实施 SEP 监测时,卤代的麻醉药不能应用,因为它们会增加皮层 SEP 的潜伏期。可引起爆发抑制的巴比妥酸盐或高剂量异丙酚等也不宜使用。

如前所述,SEP 为感觉区皮质的定位提供了便捷又精确的途径。它可以用来进行术中定位或证实术前解剖及功能性定位的准确性。即使直接刺激运动功能区定位,用 SEP 进行定位可使整个过程更为方便与可靠,并可证实直接刺激定位运动功能区皮层的准确性。持续 SEP 监测在切除靠近躯体感觉皮质的异常组织手术中可作为避免术后缺损的方法之一。

第五节 颅内电极监测与功能区定位

一、颅内电极置入与脑电图监测

癫痫的发病率约为 0.8%,其中 1/3 为药物难治性癫痫,其中 12% 可以行手术治疗,也就是说可以进行癫痫手术治疗的患者占难治性癫痫的 40%、总人口的 0.1%,这一数字可能会随着神经影像等技术的发展而进一步增加。无论是我国还是欧美等发达地区的实际手术量远低于这一比率,主要的原因是难以精准定位癫痫灶和术后效果不理想对患者与医生的积极性产生的消极影响。在常规的术前无创性检查无法准确确定癫痫灶时,要考虑进行颅内电极的监测,颅内电极主要包括三类:条状电极、栅状电极和脑深部针状电极(包括立体定向脑电图电极)。

(一)适应证

颅内电极在 20 世纪 50 年代主要用于定位不准确的颞叶外癫痫或双颞叶癫痫,60~70 年代有部分单位对所有进行切除性手术者均进行颅内电极的埋置,目前颅内电极应用的比例占癫痫外科切除性手术的 15%~45%,其中年龄越小,应用的必要性和可行性越小。

1. 基本条件

（1）考虑为部分性癫痫发作拟行手术治疗。

（2）无创的综合评估认为癫痫发作或者大部分的癫痫发作起源于 1~2 个致痫区，但尚不能准确确定其部位。

（3）通过分析认为颅内电极可以更准确决定致痫灶的位置和范围。

（4）考虑癫痫灶位于功能区，需要进行脑功能定位者。

（5）需要确定癫痫灶的主要传导网络，以同时确定切断癫痫灶传导通路。

2. 其他具体考虑

（1）颞叶癫痫：不能定侧的颞叶癫痫；颞叶皮层病理灶需要确定是否切除海马结构；考虑为双重病理；优势侧进行语言功定位。

（2）颞叶外癫痫：缺乏局限性病理灶；病理灶与症状学或电生理检查不一致；多发病理灶；广泛的皮层发育不良或软化灶等需要确定切除范围；确定运动、语言等功能区与癫痫灶的关系。

（3）二次手术的患者。

3. 不需要颅内电极的情况

（1）明确成人单侧海马硬化，且有症状学支持为同侧颞叶海马硬化。

（2）明确局限性（<2cm）病理灶，且有症状学支持为同侧癫痫与病理灶相关。

（3）考虑行大脑半球切除性手术者。

4. 禁忌证

（1）局部放置电极可能造成错误定位，所以不能用于无创评估局限致痫灶区域的患者。

（2）存在不适宜进行颅内电极手术者，如糖尿病等明显增加手术风险时，使长期监测引起的颅内出血和感染的可能性较大。

（3）颅内电极的价格昂贵，而且长时间监测费用也昂贵，不能承受者。

（4）已经无创评估确定为双颞叶癫痫或多灶性癫痫，不适于进行切除性手术者。

（5）拟行单纯胼胝体切开术或神经调控治疗者。

（6）有明显精神症状，不能配合的患者。

（7）家属不理解手术的风险或不能接受术后可能放弃切除性手术。

5. 电极种类选择

（1）脑深部电极（包括立体定位脑电图）：用于脑立体脑电图；脑深部或病灶周围，如海马、杏仁核、异位灰质、脑深部局限性病灶周围、下丘脑错构瘤等，常常和条状电极或栅状电极联合应用，可以双侧对称或不对称应用。

（2）条状电极：用于定侧诊断，特别是颞叶癫痫定侧时（常与深部电极联合应用）；也可以用于多病灶癫痫的致痫灶定位；或者与栅状电极联合应用，用于栅状电极周围未覆盖区域；纵裂或颅底等栅状电极难以置入区域致痫灶定位。

（3）栅状电极：用于颞叶外侧型癫痫、颞叶外皮层癫痫的定位；功能区定位；二次手术者；可以与脑深部电极或条状电极联合应用。

（二）电极埋藏计划

1. 癫痫灶假设的提出 详细的无创术前评估方法的结果分析：特别是癫痫发作症状学

的顺序、发作间期和发作期脑电图、高分辨率的 MRI、PET/MRI 融合图像的分析,初步提出可能的癫痫灶及相关癫痫灶之间的联系。

2. **电极覆盖范围计划**　覆盖范围应当包括:病理灶、明显异常功能低代谢灶和头皮脑电图显示的电生理灶在内的可能癫痫灶(中间区域、周边定界区域)、脑电图及症状学传导的重要通路、毗邻的重要功能(特别是邻近功能区的定界范围),必要时应当有一个远离癫痫灶部位的对照参考电极。

3. **颅内电极脑电图方式选择**　采用立体定位脑电图还是硬膜下电极要依据无创检查的结果、癫痫灶的位置、患者的年龄和所在单位的设备及术者的经验等多个因素综合考虑。立体定位脑电图对脑深部(皮层下、岛叶、海马)、中线、脑沟内结构的癫痫样放电有明显的优势,对于二次手术和脑炎、脑外伤等引起皮层明显粘连的致痫灶的定位、双侧病变或多灶性病变也应当优先考虑。硬膜下电极(栅状电极结合或不结合条状电极或针状电极)对于单侧初级功能区的癫痫灶定位,确定功能区的边界及功能区与癫痫灶的毗邻关系有一定的优势;对于颅骨薄的 2 岁以内的低龄儿童也较立体定位脑电图更安全。

(三) 手术方法

1. **立体定位电极的置入**

(1)置入方法:应用薄层 MRI 扫描+MRI 增强扫描(推荐 3D-MPRAGE 扫描方式)或脑动静脉成像(DSA 动脉像联合静脉像或 MRA 联合 MRV),在手术计划系统(或导航系统或机器人系统)上选择脑内靶点和入路点,同时微调整靶点及入脑点,全程避开血管和脑室,根据入脑点到靶点的距离确定合适导联数的立体定位电极,同时测量在穿刺方向上的颅骨厚度。安装立体定向头架后扫描三维 CT(如果使用机器人可以不安装立体定向头架,而采用体表 Marker 点定位或直接用机器人进行面部结构定位),与手术计划融合后通过手术计划系统或导航系统自动生成每个立体定位电极的靶点坐标和入颅方向角度。全身麻醉后,根据电极的分布情况合理选择手术体位,根据确定的手术计划,在立体定向头架或机器人引导下,用专用钻头根据颅骨厚度钻穿颅骨(注意不能破坏硬膜),单极电凝穿透硬膜,在定向引导下沿穿刺方向在颅骨上拧入固定螺丝。计算固定螺丝外口到靶点距离,调整立体定位电极固定环的位置,经颅骨固定螺丝中间空腔通道置入电极,用螺母拧在颅骨固定螺丝上。

(2)位置验证:脑深部电极的位置必须经过头颅 CT(不锈钢电极)或 MRI(钛合金电极)进行置入位置的验证,并将电极图像在手术计划系统中融入术前 MRI 上,以保证脑电图记录的准确性。

2. **普通深部电极置入**

(1)置入方法:应当经颅骨钻孔插入,不应在开颅后进行插入,如果与栅状电极联合应用时亦应当在开颅前先行深部电极置入。置入应当在立体定向下或导航下进行,同时插入方向应当考虑电极沿目标部位的长轴方向置入(如从枕部插入海马电极),多个深部电极插入同一区域时可能经过一孔或平行的多骨孔置入,也可以平行于中线或沿到达目标位置最近点垂直进入。同时置入路线中要避开脑室系统,打开脑室将影响置入的准确性、增加感染和脑脊液漏的风险。

(2)电极固定:电极导线应当用1cm 长的 8 号硅胶导尿管包裹电极导线后紧密结扎固定

于头皮上,对于配合不佳的患者可以在周围的头皮再次用同样的方法进行固定。

(3)位置验证:脑深部电极的位置必须经过头颅 CT(不锈钢电极)或 MRI(钛合金电极)进行置入位置的验证,以保证脑电图记录的准确性。

3. 皮层条状电极置入

(1)置入方法:单纯应用条状电极或联合脑深部电极时可以颅内钻孔置入,切开硬脑膜避免打开脑表面的蛛网膜,以防止插入电极时损伤脑组织,由于此时操作为"盲操作",所以要求动作轻柔,对于成年人有脑炎、脑外伤后的患者应当特别小心,防止硬膜粘连引起电极打折,另外插入中遇阻力时不可用力过猛,以免损伤皮层静脉。如果遇到电极打折或不能完全插入时可以选择调整一次位置,如果仍不能置入时可以更换长度较短的电极,不可以反复多次置入。如果遇到静脉出血时,要拔除电极,少量填塞明胶海绵,用冷生理盐水反复冲洗。

(2)电极固定:电极导线应用 1cm 长的 8 号硅胶管包裹电极导线后紧密结扎固定于头皮上。

(3)位置验证:术后必须进行头颅平片和/或头颅 CT 检查验证电极位置是否合理,是否有打折现象。

4. 栅状电极的置入

(1)置入方法:采用开颅的方法置入。电极位置的放置应当包括可能的致痫区域,最可能的致痫区尽量位于全部电极覆盖部位的中心区域,尽可能用 32 导联以上的电极覆盖,中线部位和额叶眶面、枕叶底面、颞叶底面尽量置入 12~16 导电极。周围的位置可以用条状电极进行补充覆盖,如果邻近功能区时要把相应的功能区也用电极覆盖,以便进行功能区定位。

(2)电极固定:电极导线应当通过硬膜切口缘缠绕缝合固定,末端可以直接通过手术切口引出,并且用 1cm 长的 8 号硅胶导尿管包裹电极导线后紧密结扎固定于头皮上。

(3)位置验证:可以术中用录像或照相机进行置入电极的记录,术后可以不行头颅平片和/或头颅 CT 检查。

5. 术中其他注意事项

(1)切口设计(立体定位电极置入时无此项内容):置入电极前要初步根据无创定位的结果设计好切除性手术的皮瓣,颅内钻孔置入电极时切口要尽可能成为将来皮切口的一部分,否则就要将切口远离切除性手术的皮瓣。开颅手术时应当考虑到切除性手术时使用同一个皮切口。

(2)麻醉:置入电极原则上需要全身麻醉,单纯条状电极置入和/或深部电极置入必要时在局麻下完成,但要防止术中癫痫发作,以免引起意外伤害或感染。

(3)电极检查:置入电极前要核实电极的触点是否完整,有无脱落,深部电极要检查针芯是否容易拔除。电极置入后要在手术室进行脑电图记录,确定是否每个电极均可记录到脑电波,如果有电极接触不良时要及时更换电极。

(4)电极位置记录:要有电生理医生记录每个位置电极特征(如颜色、电极触点数量、侧别等),必要时要添加标记物,如一个位于左侧半球的 8 导电极,其尾端接口处颜色为红蓝,我们可以将该电极命名为"左红蓝 8 导"。

(5)切口缝合:头皮和皮下组织切口要严密缝合。开颅手术时要严密缝合硬脑膜,避免脑脊液漏。

6. 术后处理

（1）术后口服抗癫痫药的调整参照《癫痫外科手术前后抗痫药物应用的专家共识》。术后不应用静脉用抗癫痫药物。

（2）常规应用抗炎、脱水、止血药物，避免应用其他可能影响脑电图监测的药物，出现明显烦躁的患者要及时应用"冬眠合剂"镇静。

（3）严密观察患者的肢体活动、意识状态和瞳孔变化。

（4）麻醉清醒后保持30°头高卧位。

（四）脑电图的记录与解读

1. 脑电图记录　必须有同步录像记录，同时低频滤波不应当高于0.5Hz，高频滤波不能低于500Hz（有条件的单位尽量达到1 000Hz）。记录时间一般不超过7～10天，必要时可以延长，但应当在4周内完成。脑电图记录应当包括不少于3次的惯常性癫痫发作，如果考虑为多灶性癫痫可能时需要有5次以上癫痫发作。

2. 脑电图的解读

（1）背景活动：由于没有颅骨等对脑电的衰减作用，所以皮层脑电图与头皮脑电图是不同的，比如波幅较高，快波节律更为明显，可以见到较多尖波样的α或mu节律，而棘波则更高，持续时间更短。比较难以确定的是在双导联中出现的低幅电活动是由于脑脊液导电引起的等电位还是真正的皮层异常。出现不对称性低电压或慢波也可能是由于电极局部的出血或感染引起，要注意鉴别。

（2）发作间期脑电图：颅内电极间期的棘波发放范围和频率较高于头皮脑电图，常常不能作为癫痫灶定位的依据，但对于固定、成串且频繁的棘波发放部位与癫痫灶相关的可能性较大。

（3）发作期脑电图：发作期脑电图一定是出现在临床症状前的突出于背景的节律性活动，可能是慢波或节律性快波，其位置可以局限于局部，也可以形成扩散，在形成扩散时要注意研究其传导的通路。如果在一次癫痫发作中双颞叶或者一侧皮层不相邻的电极间同时出现癫痫性放电，则可能这些部位均不是真正的癫痫起源点，而是传导所致。同样，如果脑电图监测到的放电晚于临床症状，也说明癫痫起源点在电极覆盖范围之外。

（4）高频脑电图：对于80～500Hz的脑电图应当进行合理解读，目前认为高频脑电图，特点是250～500Hz的高频振荡与癫痫灶有密切关系，具体仍需要进一步研究。

（5）特别注意，对于硬膜下电极脑电图，如果在电极与脑皮层之间出现血肿，可能会影响脑电图记录的准确性。

（五）设备与人员要求

1. 电极　电极的外鞘多为硅胶或聚四氟乙烯，电极线为白金、银或不锈钢材料。立体定位电极多为8～18导联电极，触点间间隔3.5mm（包括2mm电极触点长度），普通脑深部电极多为4～8导联，触点间距离多为0.5～1cm。条状电极多为6或8导联，栅状电极为10～64导联，触点间距离均为0.5～1cm。也可以根据需要特制特殊形状的栅状电极。电极均为一次性用品。

2. 脑电图机　应当为64导联以上的数字化视频脑电图机，最好有128导或更多导联，采样频率应当不低于2 000Hz。

3. 手术医生　应当由癫痫切除手术者参与电极置入手术，特别是颅骨钻孔置入电极时最好由术者亲自置入电极。

4. **电生理医生** 电生理医生参与电极置入方案的设计和脑电图的解读,其后果也可能对手术的结果产生更大影响,所以需要有经验的神经电生理人员直接参与手术监测,最好亲自记录电极置入位置。

二、功能区定位

目前用于功能区定位的方法有很多种,主要包括术前无创检查、术前有创检查、术中检查和术后检查。术前的无创检查有功能 MRI、MEG 等方法(详见本章第二节),术前的有创检查主要是 Wada 试验(详见本章第二节)。而术中的检查有 SEP 和直接皮层电刺激方法,其中 SEP 的方法在本章第四节中已经说明,本节不再重复。所以本部分的内容主要包括术中直接皮层电刺激和术后的直接皮层电刺激两部分。

(一)术中运动、感觉和语言区的定位

Bartholow 于 1874 年首次报道了皮层电刺激技术。Cushing、Penfield、Rasmussen 等人把此项技术应用于术中刺激和记录并做了改进。此外,皮层电刺激技术使医生对皮层的组织及功能有了更好的认识,并被常规应用于术中脑功能区的精确定位。语言、运动等功能缺失是非常严重的并发症。直接刺激定位作为功能区定位的金标准原因如下:功能区的位置和数目有很大的个体差异,常规的解剖性切除常常不能保证完全保留功能区;功能性显像有助于判定语言优势侧,但并不能为在优势半球进行精确的语言区定位提供帮助,而且功能显像显示的是功能区的相关区域,所以部位多、范围大,影响真正功能区的准确识别。皮层电刺激进行功能区定位需要检测电刺激后局部皮层或皮层下的反应,通过这种反应推测进行切除术后是否会影响患者的功能。

1. **适应证** 用于双侧中央区部位或优势侧半球额后、颞后下或顶下小叶区域的皮层切除性手术,以减少切除性手术后出现功能缺失的机会。由于左右利手对于语言区的定位是不可靠的,所以必要时可以术前进行 Wada 试验确定优势半球。

术中电刺激定位目前仍作为功能区皮质包括运动、感觉及语言区定位的金标准。然而,准确定位依赖于对各种定位方法的优缺点有全面的认识,以及对定位资料的精确阐述,同时,对患者的选择是决定定位可行性及准确的最重要因素。躯体感觉诱发电位和运动皮质皮层刺激定位在全麻和局麻下可以实施。术中语言区的定位和感觉皮层的刺激定位术需要清醒、配合的患者。精神障碍和/或发育迟滞的患者应该避免进行术中清醒麻醉或唤醒麻醉。此外,虽然没有年龄限制,但一般是学龄期儿童,也有报道觉醒定位曾在 4 岁儿童实施。因为呼吸道管理至关重要,肥胖或呼吸睡眠暂停等生理条件的异常者是相对禁忌证。如果清醒操作不可行的话,还可以用安放硬膜下或硬膜外电极进行术后功能定位或进行癫痫发作的监测。这需要额外的一次手术,但有时这种手术是必须的。

2. **手术要点**

(1)麻醉:感觉区和语言区的定位要求患者是清醒的,而运动皮层的刺激可以在全麻下进行。

可引起爆发-抑制的巴比妥酸盐或高剂量异丙酚等也不宜使用。异丙酚和短效的阿片类麻醉剂(如瑞芬太尼)合用效果良好。肌松剂在运动定位中应严格避免。最后,全麻患者

可能需要更强的刺激电流。一般来说,在开颅操作时要先麻醉,之后皮层开始定位时要唤醒。同时,短效和长效的局麻药物(1%利多卡因,0.25%的布比卡因,1:200 000肾上腺素)可进行局部区域的阻滞。对于唤醒麻醉时呼吸道没有安全保证,需要特别关注呼吸道安全。方法包括临时应用喉罩或鼻气道或鼻套管。从麻醉到清醒的时间以及患者清醒后配合的程度也各不相同。因此当患者清醒并配合时才建议打开硬膜,同时头部需要进行妥善固定,但多数患者不应用头架固定(防止癫痫发作损伤颈髓)。

(2)癫痫的预防:在刺激定位时还存在术中癫痫发作的风险,以及术中脑膨胀的可能。因此术前应使抗惊厥药的浓度达到最佳。术中癫痫发作可通过向皮质进行冷溶液的灌洗,或应用短效的苯二氮䓬类药物和/或加深对已行气管插管的患者全麻的深度。

(3)运动和感觉的皮层刺激定位:对于运动区的定位,患者需调整好体位,便于医生观察患者的动作。在目标区域的周边要避免用模糊的或分散注意力的装置。刺激参数:双相波,60Hz。电流可以2mA的幅度递增,应用短串刺激直到得到期望的反应或者达到10~12mA。刺激越接近中央沟,所需强度越低。在年龄偏小儿童、全麻患者和硬膜外刺激时需要设置较高的电流。大多时候,刺激都从低电流开始(清醒患者2mA,全麻患者4mA)。由于麻醉后清醒的患者仅能于高强度的刺激产生反应,所以全麻的患者虽然没有肌松剂的影响,对于运动区的判定也是不准确的,而且舌部肌肉运动的区域难以确定。

直接刺激定位对皮质下病变的切除也有引导作用,可以辨别并保护白质下行运动传导束。在进行皮层下刺激技术时,特别是对刺激的结果有疑问时,要间歇性的重复检查皮层运动功能区刺激。一般来说,皮层下定位所需要的电流强度等同于或略小于皮层定位所需电流。功能区皮质的切除过程中需要反复的刺激,因为电流穿透的深度为2~3mm。

(4)语言功能区皮质的定位:语言定位往往需要更强的电流刺激才能得到反应。因此,常常用最大耐受的电流强度进行刺激,没有反应并不代表潜在功能的缺失,所以常常需要更强的刺激电流,尤其是当正常的语言区确定困难时。

打开头皮去除颅骨后,可将患者从全麻中唤醒,然后打开硬膜,先进行面部运动区的定位。确定后发放电位的方法之一是使用长10~20mm的串联电极放于皮层表面,或用条状电极放在暴露的皮层边缘。双极刺激时起始的电流强度为2mA,并逐步以0.5~1mA的幅度递增,直到形成后发放电位的扩散。语言区定位的电流强度要比后发放电位低0.5~1mA。测定后放电阈电位的刺激持续时间和进行定位所需的持续时间相同。

定位过程中,用数字标签来标记15~20个侧裂周围的位置。刺激点是随机选择的,要覆盖设定的语言区域和计划切除的部位。通过计算机或幻灯片把简单物体的图像呈现给患者。每个新的图像投射2~4秒。在每个图像出现之前给予皮层刺激,并持续至有正确的回应或下个图像出现时。每个位置要刺激3~4次,但是不能连续给两次刺激。有持续的语言中断或命名失语的区域可看作是必须的语言区。切除必须语言区域10mm范围将会导致一过性术后语言障碍。若要切除2cm的范围,办法之一是在整个切除术中让患者持续地命名。切除过程要缓慢,命名错误发生时要立刻停止手术。将特殊记忆模式用于术中刺激定位还可以判定术后记忆缺损。另外,当切除部位靠近初级语言中枢区域过程中,让患者对事物持续的命名避免损伤实质皮层。

(5)注意事项:①开颅范围要够大,包括所有需要定位的功能区域;②语言区域必须进行定位,以减少术后失语的风险;③刺激强度需要足够大,但还要防止产生癫痫发作;④在无刺激状态下进行语言测定时,患者的表达错误率要少于 5%,否则就无法判定电刺激对皮层的影响。

(6)结果判定:皮层电刺激可以兴奋局部的神经元和传导纤维,但同样也可以使这些结构受抑制。所以对定位结构的判定需要有丰富的个人经验。儿童在全麻下时依靠皮层电刺激进行功能区定位的结果并不可靠。躯体感觉区定位要求患者是清醒的,而运动皮层的刺激可以在全麻下进行。在直接电刺激进行感觉/运动区定位时首先要认识到目标区域的刺激无反应不能认为该部位存在功能障碍。刺激面部运动皮层可能会引起言语障碍,所以要先进行面部运动皮层定位,防止错误定位这是语言表达区,语言区的定位存在个体差异。如果目标区域不能确认有功能皮质,并不意味着把它切除就是安全的,这点非常重要。语言功能区往往是多个部位,要保护语言功能需要对可能切除的整个区域进行电刺激定位。

3. 设备与人员要求

(1)刺激电极:多采用双极球头刺激器(电极间距离为 5mm),也可以用硬膜下电极的两个相邻电极进行刺激(详见术后皮层电刺激部分)。

(2)脑电图机:应当为 64 导联以上的数字化视频脑电图机,最好有 128 导联或更多导联,采样频率 0~2 000Hz。

(3)手术医生:应当熟悉每种功能区定位方法的优点与缺点,并能与电生理医生、麻醉医生进行良好的沟通。

(4)电生理医生:电生理医生参与电极置入方案的设计和脑电图的解读,其后果也可能对手术的结果产生很大影响,需要有经验的神经电生理医生直接参与手术监测。

结论与提示:每个功能区定位的方法有其局限性和缺点。功能显像和直接刺激都可能识别相关皮质而不是功能完整所必需的部位。相反,不能识别功能性皮质并不意味着此特定区域的功能缺乏,准确全面识别感觉、运动或语言等正常的功能性皮质是极其重要的。可是问题依然存在,如果术中不能定位功能区该怎么办?在这种情况下,有必要考虑包括麻醉和刺激水平等所有的潜在影响。即使有精确的术中定位,功能区附近组织的切除导致的神经功能的缺损仍会发生。MRI 弥散加权成像,可显示这些功能损害与手术导致的脑缺血有关,因此对重要皮层周围的微小血管保护非常重要,可以运用软膜下切除术对脑沟附近组织进行安全的切除。为避免损伤皮层下传导束,可以行皮层下电刺激术。

(二) 术后皮层电刺激

1. 适应证

(1)需要颅内电极埋藏脑电图进行癫痫灶定位者,癫痫灶与功能区邻近或有重叠者。

(2)不能进行唤醒麻醉或不能进行术中配合者。

2. 刺激参数 利用硬膜下电极两个相邻的电极点进行刺激,双相波,50Hz,波宽 0.3ms,刺激持续 3~5 秒,但如果记录语言或其他复杂功能时可以延长刺激时间。刺激强度从小开始,通常从 1mA 开始,每次增加 0.5~1.0mA 直到患者出现反应或者刺激强度达到最大(刺激器不同最高刺激强度也有差别,通常为 10~20mA)。在监测到后放电后可以用相当或稍低的刺激进行功能区定位,时常超过阈刺激而没有反应时可能存在功能区转移。少数存在特别大量后放电的患者要应用小剂量的苯二氮䓬类药物(如罗拉西泮),防止出现癫痫发作。

儿童患者皮层和神经纤维发育不完全,要特殊考虑,通常需要更大的刺激波宽,所以在增加刺激强度的同时也需要不断增加波宽。刺激参数的设定要根据年龄和神经发育的情况做出调整。

3. **检查方法** 定位语言区的方法包括:命名物品或颜色、阅读相当年龄的资料、自主发音和其他基本的功能。听觉和视觉功能要分开测试接受和表达功能。表达的方法可以说、写或用姿势,其他复杂的测试包括语言频率、语法和语义表达等。双语的患者要分语种进行测试。运动区的定位可以让患者完成特定的动作或进行肌电图的测定。特别注意:对于应用硬膜下植入电极进行皮层电刺激时,如果在电极与脑皮层之间出现血肿,可能会影响脑电图记录的准确性。

4. **设备与人员要求** 以硬膜下条状或栅状电极作为刺激和记录电极,利用立体定位电极进行皮层电刺激时,可以应用同一电极的两个触点,也可以应用相邻不同电极在脑皮层的相应触点作为刺激和记录电极,并需要专用皮层电刺激器。其他与术中皮层电刺激要求相同。

第六节 影像导航系统

在过去的 10 年,导航系统在神经外科领域得到广泛的应用。导航技术起源于立体定向技术,而立体定向技术应用最初源于 Spiegel 和 Wycis 治疗精神分裂症的报道,而后陆续用于对疼痛、运动障碍性疾病的治疗。20 世纪 50 年代 Bancaud 和 Talairach 用立体定向框架,研究癫痫的脑深部立体定位电极。随着 20 世纪 80 年代癫痫外科的广泛开展及相应以 CT 和 MRI 为基础的立体定向技术的问世,直接促进了立体脑电图更广泛的应用。CT 及 MRI 技术的不断提高、获得容积影像数据细节大大增加及将所获数据转换成立体空间影像的电脑技术的提高为影像导航技术的出现铺平了道路,并将三维影像数据与立体定向外科领域联系。

影像导航系统对于癫痫外科的应用

导航技术不可能取代解剖和癫痫临床治疗经验,在没有影像导航技术帮助下,癫痫外科医生仍能计划和实施外科手术。但是,影像导航系统(image guide system,IGS)在癫痫外科治疗方法中是一种重要的辅助工具。

(一) 应用范围

1. **癫痫的术前评估确定癫痫灶与功能区域** 利用影像导航系统将 CT/MRI 等解剖图像进行融合,其他的功能性检查和电生理检查(包括 EEG、MEG、PET、SPECT),也可以整合在这些图像上,主要的目的是为了提供脑功能、传导束和代谢数据的三维位置图,这有助于更直观地确定皮层功能区和癫痫灶。通过这种方法,还可以把功能区的位置和癫痫活动区、解剖标志加以比对,协助术前确立详细的治疗计划。

2. **颅内电极埋藏** 当切除手术适应证信息不够充足或者是在 EEG、影像、神经心理学测验之间存在结果不一致时,侵入性 EEG 检查可以检出癫痫灶的位置与范围。如果放置颅内电极后,IGS 系统在影像学对显示目标解剖结构和病灶区域有一定的作用。

(1)深部电极(包括立体定位电极):依传统的方式而言,脑深部电极放置深度须通过立体定向框架来定向置入,目前一些医疗机构已经采用无框架影像导航技术来放置电极。电极植入的常规部位主要在海马结构(海马、杏仁核)。海马结构可通过矢状位垂直途径或后正中入路到达。关于颞叶以外电极置入探索，一般根据将电极放在结构性影像(缺血、肿瘤等)、功能影像(PET、SPECT、FMRI、MEG 等)、EEG 或临床症状考虑为癫痫灶的部位。应用影像导航，可以到达几乎术者希望到达的任何大脑内区域。对于电极置入前需要 MRI 增强扫描序列。增强扫描可以看到静脉及动脉进而设计电极通道时可以避免损伤血管结构，并降低出血的风险。

(2)硬膜下电极：在硬膜下电极单独或与深部电极联合应用时，影像导航有意义。当个体的电极在置入或取出时定位电极，影像导航可以将电极位置在三维脑图像上呈现。为了特殊脑功能区的定位，建立皮层静脉模型可以提供非常有帮助意义的标志。

3. IGS 在癫痫切除手术中的应用 神经导航可以用于所有癫痫灶切除术中。当然，病灶性癫痫病例与无病灶性癫痫病例具有不同的特点。无病灶性癫痫手术切除的部位是皮层区域，而与明显有病灶处理方式不同。

(1)病灶性癫痫 IGS 手术：关于病灶相关的癫痫外科治疗中，有些病灶可能很小、部位很深，不易定位。相反，很大的病灶也可能不易定位(像岛叶、扣带回等)或者在术中不易用肉眼去分辨正常与异常的皮层组织。可以利用图像融合的方法将可以相对确定大的病灶边界或显示肉眼无法分辨的组织位置及边界。另外，可以利用 IGS 标明皮层静脉并以此作为确定病灶范围的可视标志，提高应用 IGS 准确性。此外，还可以将功能区、纤维传导束等区域与癫痫灶进行同步显示，以便在切除病灶的同时最大限度保护脑功能。

(2)无病灶性癫痫的 IGS 手术：当皮层或皮层下结构被确定手术切除部位，神经导航可以用来提高整个手术的精确度进而很好切除预期切除的部位，特别是术前进行颅内电极埋藏的 MRI 阴性的癫痫患者，通过 IGS 可以按计划完成切除。同时，术中皮层电刺激和术中皮层脑电监测结果可以与术前解剖和电生理信息进行融合，并显示在三维脑图像上。

1)颞叶癫痫：在成人癫痫中，颞叶被认为是癫痫切除手术最多的部位。影像导航技术有助于把颞叶切除暴露范围得到优化。颞叶切除的大小可以根据术前 MRI 来测定，也可以根据皮层的静脉来确定。在影像导航帮助下，术中将针状电极放到深部海马结构中，进一步作为皮层脑电监测的补充。神经导航技术不能取代人的解剖知识和手术操作能力，但在功能神经外科影像导航系统引导，以下几个方面还有重要的价值：①显示视放射，减少术后视野缺损率。②如果想把杏仁核复合体根治性切除，而该复合体的内外侧部分没有明显的分界线，并且和基底神经节区连接紧密。如果期望完全切除杏仁核复合体，最好的办法在打开侧脑室颞角之前和内侧颞叶结构切除前，利用影像导航系统，此时脑移位少，准确性高。③当行选择性海马-杏仁核切除术时，影像导航系统有助于显示颞角(颞角是显露海马结构的关键解剖标志)。当行前颞叶切除术时在冠状层面上通过切除颞极相对地容易显露颞角。但是行选择性海马杏仁切除术时，显露颞角的途径几乎是平行的，而不是垂直面，不管是经侧裂、经皮层，还是经脑沟入路。如果在这些术式上都可能显露颞角困难，此时影像导航系统则有助于调正路径角度以显露关键解剖标志。④功能神经外科影像神经导航技术也被用于确定海马、内嗅区皮层及其他脑区的切除范围。

2)颞叶外癫痫：与颞叶癫痫手术相比，额叶、枕叶、顶叶部位的癫痫灶切除具有重大难度，因为这些部位没有明显的解剖标志。经典的脑叶切除术式已经较少应用，目前的趋势是在确定皮层病灶和功能区的前提下进行选择性的皮层切除术。功能影像技术与影像导航联合运用非常有意义。许多 MRI 上可见的皮层发育不良在术中却难以发现，影像导航可以起到重要的定位作用。

4. IGS 在癫痫离断术的应用　IGS 还应用于癫痫外科皮层与皮层下结构离断术。如胼胝体切开术,或者是和癫痫灶切除术联合应用。

(1)胼胝体切开术:①纵裂间隙及胼周动脉等结构是胼胝体切开术中非常重要的解剖标志,影像导航可以使手术更安全;②术前须确定连接矢状窦的桥静脉的位置,用神经外科影像导航系统标记出引流静脉,可以避免损伤重要的静脉;③胼胝体嘴部在术中很难显露,通过 IGS 显示该部分给予离断;④胼胝体后部离断程度的确定,应用 IGS 给予部分离断。

(2)大脑半球离断术:由于大脑半球切除治疗癫痫术后引发的长期并发症,给患者带来诸多神经功能缺失。目前多采用影像导航系统在大脑半球离断术中的应用,包括:①影像导航辨别外侧裂周围区域手术野更好的显露;②切除岛回后,IGS 可用于进入岛叶周围的环状沟,然后沿侧脑室周围切断放射冠;③杏仁核切除:应用 IGS 有助于调整路径角度以显示关键解剖标志;④确定海马和穹窿缘后切断点的方位;⑤额底离断术:通过 IGS 在冠状层面上,经软膜下间隙,进入颅前窝底。神经导航技术可用于术中定位,决定离断的范围及距中线距离。

(3)软膜下横切术:软膜下横切术是一种可以保留皮层功能区的离断技术。原则是垂直于皮层表面作软膜下横行纤维切断,以阻断癫痫波的传播,维持皮层功能柱及功能的完整性。关于软膜横切断术处与术前预计划是否一致、手术的有效性问题仍存在争议。通过影像导航有益性在于识别切除范围及其与功能区的关系。在行软膜下横切术的时候,联合运用影像导航和电刺激脑电监测可能提高手术效果。特别在全麻患者不能做语言功能电刺激脑电监测进行定位时,影像导航技术可以确定功能区的位置。

(4)其他一些切癫痫外科手术:多脑叶离断术和脑叶切除术相比,前者有其一定优点,特别是脑瘢痕或脑粘连性病变时,可以减少切除引起的血管损伤,减少术中出血,缩小颅骨开窗范围等。利用 IGS 协助手术更安全、快捷。

5. IGS 与神经刺激治疗和放射外科　用于治疗癫痫的神经刺激方法已经在临床得到广泛应用,如脑深部(丘脑前核、中央中核等)电刺激、海马电刺激、皮层电刺激、癫痫灶电刺激等。含有记录电极的闭环设备是通过放置于脑内或脑表面的记录电极接收癫痫发作的信号后,通过刺激电极来抑制癫痫发作的反馈式神经电刺激装置。目前用于深部脑刺激的针状电极可以通过立体定向仪器置入脑内,也可以通过无框架影像导航系统或机器人系统引导电极置入。

放射外科作是基于电脑计算机系统指导的立体定向放射治疗方法。因此,用于癫痫外科治疗的影像导航的外科计划,影像融合,来实现放射外科治疗。

(二) 影像导航在癫痫外科的应用方法

在当前癫痫病的术前检查中,由多种成像模式系统来完成癫痫病诊断与分型,影像导航工作站可作为储存影像资料工具,也可用影像导航系统融合软件对没有明确手术指征的癫痫患者给予诊断和鉴别诊断。

1. MRI 影像扫描　用于癫痫术前影像检查的主要是 MRI。在这种情况下,成像程序的设计既可用于定位诊断也可用于指导外科手术,基于这种影像的双重用途,表 3-1 列出了常规和附加的癫痫/癫痫外科 MRI 影像序列,同时也提出了特殊目的额外序列的探索。

表 3-1 常用的扫描序列

MRI 序列	层厚	方向	优势	是否常规
T1 及增强扫描	1~1.5mm(无间隔)	轴位	结构显示清晰 增强扫描可以显示血管	是
Flair	1~3mm 无间隔	轴冠矢状位	对低级别肿瘤、皮层发育不良、胶质增生等有高敏感性	是
反相回波	1~1.5mm	轴冠位	高分辨率,灰白质界限和皮层发育不良显示明显 对定量 MRI 特别有优势	是或附加
T2	1~3mm	轴冠位	显示灵敏性高	是
DWI	3mm	轴位	对脑梗死、脓肿、胆脂瘤高度敏感	是
DTI			显示纤维传导	附加
fMRI			显示功能区	附加

2. MRI 的影像融合技术 关于进行外科治疗的癫痫的检查中,不同成像序列与模式之间的相互印证关系是非常有意义的。目前大多数的影像导航系统加入了图像校正及影像融合的计算法。常规 MRI 序列、Flair 序列最常用来发现潜在皮层缺血区、胶质细胞增生或者是低级别肿瘤。目前在影像导航系统中的影像融合软件在一定程度上可以对不太理想的图像进行弥补,来提高癫痫病灶认识。现在大多数 IGS 系统都可以将不同图像资料进行自动融合成像,这种方法在多数情况下非常实用。这些成像序列融合及重建,主要是为了达到 3D 图像得到直观显示及影像导航目的。

3. 多模态影像融合技术 除了不同 MRI 解剖成像序列可以融合,非 MRI 序列也可以通过 IGS 系统进行融合。这些非 MRI 检查手段序列材料包括 EEG、MEG、PET、SPECT。主要的目的是提供癫痫灶定位、脑功能和代谢数据的 3D 位置图。功能成像模式包括 fMRI 或者前面提到的方法中的 EEG、MEG、MRS、PET 等几种。这些有助于确定皮层功能区。通过这种方法,有可能把功能区的位置和癫痫活动区、解剖标志加以对比。通常情况下,皮层静脉走行有利于提供标志点,帮助脑内目标区域定位。

4. 风险获益分析 手术治疗的癫痫患者术前一系列的检查,应与进行药物治疗时一样,认真比较被治疗者的风险和获益。术前更多了解多模态影像融合图像等资料,可以更好地评估血管风险、脑功能风险及其他并发症。

5. 应用准确性 在癫痫手术治疗中,采用功能神经外科影像导航系统技术很关键,是有必要采用的技术。

随着影像导航系统中影像软件的不断优化,不同影像导航系统中机械准确性也得到优化。在术中需要考虑导致位置错误的两个主要原因是:注册与脑移位。

(1)注册:是影像系统上解剖与患者真实解剖相校正、融合的过程。这个过程以手术中的结构作为标志,把影像上特定点或面与患者相应部分进行对应的过程。常用的注册方法是通过与解剖标志和头皮标志物之间的多点吻合和面吻合(应用45 或者 100 个点),而这些方法的应用准备性没有明显的差异,准确率范围在 4mm±2mm。这在癫痫外科手术中多数是能够接受。但是,还有一种高度统计学意义的注册方法是通过颅骨内植入基准标志,准确率高达 1.7mm±0.9mm。这种方法稍微具有一定侵害,常用于需要高的准确率及可信度的情况。采用有框架立体定向仪也是这种情况下抉择之一。

(2)脑移位:常发生在手术中,当脑脊液减少或者脑组织被切除时导致邻近脑组织的移动。因为影像导航系统提供的术前信息,术中的动态变化没有被考虑在内,同时颅内结构向后移位也不再和术前外科图像相一致,我们必须牢记脑移位作为外科手术中定位错误原因之一。在术中脑移位之前及早记下任何重要 IGS 可靠目标点,并在术中超声、CT、MRI 可用时,即时更新影像信息,可以进一步提高定位准确性。当然,如优先对重要区域进行导航,减少术中影像的使用。

切除性手术或离断性手术的神经心理风险存在个体差异,癫痫外科医生必须具有扎实的神经解剖学知识、功能定位的知识。不管哪种技术,神经导航技术都应该作为提高手术精细度的辅助手段。

第四章 癫痫切除性手术操作规范

第一节 颞叶癫痫的手术治疗

一、解 剖 要 点

颞叶的上界为外侧裂,下界为中颅窝底,前为蝶骨翼,后界为顶枕裂到枕前切迹的假想连线。颞上沟和颞下沟将颞叶外侧面分为颞上回、颞中回和颞下回。颞叶下表面由枕颞外侧回和海马旁回构成。侧脑室颞角的前方有杏仁核,它与尾状核头部相连接。颞叶后方的白质与外囊融合。颞叶表面的静脉主要为侧裂静脉,通过上吻合(trolard)静脉与上矢状窦或与中央静脉相连接,通过下吻合(labbe)静脉与横窦或岩上窦相连接。在颞极通过桥静脉与硬脑膜静脉相连,汇入海绵窦。切断 labbe 静脉可引起严重的脑水肿或出血性梗死。

颞叶内侧结构包括钩、杏仁核、海马复合体、伞、海马旁回以及内嗅皮质。侧副沟及脉络丛是识别内侧结构的最重要的标记物。从解剖的角度来讲,颞叶内侧结构位于侧副沟和脉络丛之间,同时也包括杏仁核与钩的前部结构。因此颞叶外侧结构就是侧副沟外侧的区域。

二、临 床 症 状

典型的颞叶内侧癫痫在意识障碍出现之前常有先兆,表现为腹部上升感,恐惧感,似曾相识感,某些感觉异常,如幻嗅、幻听,随后出现运动停止,继而是口-咽自动症或其他自动症发作,先兆之后患者出现意识障碍。在发作后期,患者可以起床、走动,而自己对此没有记忆,持续时间多超过 30 秒。

外侧颞叶发作特点为听幻觉、视幻觉、错觉,优势半球出现言语障碍,如果放电扩延到内侧颞叶或颞叶以外结构,则可发展为复杂部分性发作。

三、病因及发病机制

颞叶内侧癫痫与复杂型热性惊厥有直接的关系。小儿的致病性惊厥是颞叶内侧癫痫的常见原因。大约 2%~4% 的热性惊厥患儿可能发展为癫痫,有癫痫家族史者发生率更高。

颞叶内侧硬化(图 4-1)是颞叶内侧癫痫的一个重要病因,围产期损伤和热性惊厥是引起颞叶内侧硬化的原因之一。小儿热性惊厥和产伤所致的颞叶损害多为双侧,范围广泛,而成人的颞叶病变多为单侧,范围局限。

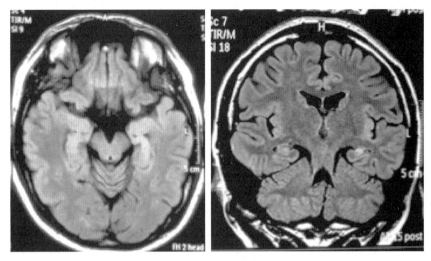

图 4-1　左侧颞角扩大,左侧海马区信号增高提示海马硬化(分别为 FLAIR 轴位与冠位相)

此外,颞叶内侧肿瘤、血管疾病如海绵状血管畸形、颅脑外伤、颅内感染、缺氧、变性疾病、皮质发育异常也是引起颞叶癫痫的常见原因。

四、手术适应证和禁忌证

适应证:①单侧颞叶内侧型癫痫,伴有海马硬化者;②伴有结构性病灶的颞叶内侧癫痫,如颞叶内侧肿瘤、血管畸形、皮质发育不良以及外伤和缺血性损害等;③隐源性颞叶癫痫,经综合术前评估确认致痫灶位于一侧颞叶者。

禁忌证:①患有严重内科疾患,不能耐受手术者;②两侧颞叶有独立癫痫起源患者,禁忌行双侧颞叶切除。

五、手术方式

1. 颞前叶及内侧结构切除术,一侧颞叶癫痫,但不能明确区分癫痫起源于颞叶内侧结构或颞叶新皮层。

2. 选择性颞叶内侧结构切除术,经颅内电极证实癫痫起源于颞叶内侧结构,可行此手术方式。

六、手术步骤及技术要点

(一) 颞前叶及颞叶内侧结构切除的手术步骤及技术要点

1. **手术切口设计**　采用全身麻醉,患者仰卧于手术台上,头部向一侧旋转 45°,头架固定头部。若使用手术导航系统,还需在其上安装参考架。扩大翼点切口,于颧弓根开始,于耳前向上然后转向耳后方向,再由后向前至额部中线旁。

颞区皮肤切口在暴露颞叶及其周围结构时,注意事项:①保持切口位于发际内;②保持皮肤和颞肌的血液供应;③避免损伤面神经;④避开外耳道。

2. **颅外各层的切开** 切开头皮各层至颞肌筋膜。解剖颞浅筋膜层,查明颞浅动脉位置,使用双极电凝烧灼,并切断。烧灼所有的头皮小动脉。钝性或锐器分离颞肌筋膜。确定颧弓额突位置。自颧弓额突至颧弓根锐性切开颞肌筋膜。保留至少 1~2cm 的筋膜袖以便进行缝合。骨膜剥离子剥离颞肌。钻骨孔三枚,其一位于颧弓根,其二位于额骨角突,其三位于需要要打开的骨瓣后缘(颞前叶后部,距颞极约 5cm)。分离骨瓣下与硬膜的粘连。铣刀成型骨瓣,蝶骨翼剩余的部分应用咬骨钳咬除。使用骨膜剥离子抬起骨瓣。使用膜剥离子小心的将骨瓣与硬膜分离。注意避免骨瓣因杠杆作用伤及脑组织。注意位于蝶骨翼部位的脑膜中动脉是否出血。注意有无打开的乳突气房,如有开放使用骨蜡将其彻底封闭。注意不要打开眶上裂。

3. **切开硬膜** 以蝶骨嵴为中心硬膜瓣弧形切开,翻开硬膜时应注意硬膜的脑表面的小静脉。术中可能需要进行皮层脑电图监测,视具体情况和术前功能定位而定。使用 1×6 条状或者 4×5 的栅状电极。

4. **前颞叶切除** 在优势侧可以切除颞极后 4.0~4.5cm 的颞前叶组织;而在非优势侧,可以切除颞极后 5~5.5cm。通过颞中回进入脑室,确定内侧结构的切除范围。可选择分离并保留颞上回(Spencer 法),或选择分离侧裂的软膜的方法。标准的 Spencer 法是保留颞上回,颞极向后 3~3.5cm 自颞中回进入侧脑室颞角,切除前颞叶、海马、杏仁核及海马旁回等结构,此术式对颞叶的语言及记忆功能影响较小。

5. **颞叶内侧结构的切除** 软膜下切除海马头,侧脑室脉络丛做为内界对海马体部进行切除,一般切除到脑干后缘水平,注意软膜的完整性,避免损伤其下的动眼神经和脑干。杏仁核切除范围一般为其 1/2~3/4。

6. **关颅** 脑组织切除创面进行彻底的止血。术毕应再行皮层脑电图描记:如仍有异常放电,应再切除或行皮层热灼。严密缝合硬脑膜。还纳骨瓣,缝合颞部筋膜、肌肉,帽状腱膜及皮肤。

(二) 选择性海马杏仁核切除的手术步骤及技术要点

杏仁核海马位于颞叶深部,显露困难,基于解剖位置关系,选择性杏仁核海马切除术只能取侧脑室颞角作为手术的主要解剖标志和操作空间,因进入颞角的途径不同而产生了多种手术入路。①Niemeyer 在 1958 年最早提出了选择性杏仁核海马切除的概念,以颞中回进入侧脑室选择性海马杏仁核切除,之后 Rougier 和 Olivier 分别提出其变异型,经颞上回入路和颞上沟入路进入侧脑室选择性海马杏仁核切除。②Yasargil 由外侧裂作为手术通道选择性海马杏仁核切除,在切除海马结构的同时最大限度地保留颞叶皮质的生理功能。但该入路视野狭小,多数情况下海马结构必须分作米粒样小碎块进行切除,且海马旁回切除程度有限,加之易损伤邻近大脑中动脉及其深穿支等,术后有出现"操作性偏瘫"及视野象限盲的可能。③Hori 采用颞下经梭状回入路选择性海马杏仁核切除,完整保留了颞叶新皮质和颞干;但开颅创伤大,操作烦琐,存在过度牵拉颞叶及损伤 Labbe 静脉的危险。

下面重点介绍经颞上沟或(颞中回)入路选择性杏仁核海马切除术。

1. 气管插管全麻,头部由头架固定,手术侧肩下垫枕,头转向对侧。头顶略低一些,头与水平成 30°夹角,有助于脑室内后部结构的暴露。

2. 传统的额颞开颅采用"?"型切口,起于颧弓,向后达耳屏后缘水平,上达颞上线,前到发际。皮瓣连同颞肌翻向前。向下务必到达颧弓,以保证颅中窝底的充分暴露。额颞的骨瓣尽量要下达颧弓,前达颅中窝最前端。剪开硬膜暴露脑组织,辨认外侧裂。

3. 颞中回上缘(颞上沟)2~3cm 长切口。在优势半球和非优势半球分别为距颞极 3.5cm 和 4.5cm 处。有时为了便于在脑室内的操作,也可以切除一些颞中回的灰质。进入侧脑室颞角插入牵开器,暴露颞角以及内侧结构。

4. 可以看到脑室内三个室管膜下结构,侧面是侧副隆起,底面是海马。两者之间是侧副沟。脉络丛的前端就是杏仁核,也就是颞角脑室内侧壁的前端。脉络丛是脑室内的一个重要的标志。通常要将海马向旁边牵开才可以暴露脉络丛,它前端起源于脉络裂(下脉络点),也是侧副沟的后界的标志。

5. 内侧结构的切除是软膜下切除。切除从连接海马和侧副隆起的侧副沟开始,从侧副沟到达海马旁回,将位于海马沟和侧副沟之间的海马旁回在软膜下吸除。这样海马与其外侧结构的连接被切断,可以向旁边牵开海马,便于吸除海马伞使海马与内侧离断。提起海马,切断供应海马的血管蒂,完整切除海马。通常切除海马结构的后缘要达中脑顶盖水平。

6. 切除的前缘要包括完整的钩回。通常情况下钩回要疝到小脑幕缘下,应在软膜下完整吸除。动眼神经和大脑后动脉在池底也清晰可见。将杏仁核分块吸除。最后确保将脉络丛与侧副沟之间的所有结构都被切除,保证软膜表面完好无损。

(三)选择性的海马杏仁核切除手术的锁孔入路

锁孔入路必须严格在影像导航下进行。头皮切口为起自颧弓的弧形切口。切开颞肌,拉钩牵开。颅骨钻一个直径 3cm 左右的骨孔,中心位于颞中回。操作过程与上面所述的非锁孔手术步骤相似。影像导航可以确保皮层的切口在颞中回的上缘,切口后缘在优势半球位于中央前沟水平,非优势半球位于中央沟水平。

七、术后并发症及处理

1. 术后常规服用抗癫痫药物,监测血药浓度及注意药物副作用。
2. 术后腰穿释放血性脑脊液以减轻患者头痛症状及避免脑积水的产生。
3. 如出现语言及运动功能损伤,术后早期进行康复锻炼。

八、疗效及预后

颞叶癫痫手术的有效性已得到公认,可使 80%~90% 的患者获得临床症状改善。一项随机对照研究表明,颞叶癫痫的手术后一年,手术组的癫痫控制率(58%)优于药物组(8%),生活质量也优于药物组。一组来自 29 个医疗中心、2 095 例患者的颞叶内侧癫痫术后控制率为 67.6%。优势半球术后容易出现语言功能和认知功能损伤。目前没有完全证明选择性的海马杏仁核切除在神经心理方面较颞前叶及内侧结构切除具有优势。术后复发的原因可能与出现新的致痫灶、伴有未发现的隐源性致痫灶、切除不完全或致痫灶定位欠准确有关。

第二节 岛叶癫痫的手术治疗

一、解 剖 要 点

岛叶呈三角形岛状,位于侧裂基底部,为边缘系统的一部分,与内脏感觉有关。完全被额、顶、颞叶等掩盖,供血源于大脑中动脉,静脉回流至外侧裂的浅表静脉及大脑中深静脉,但变异较大。岛叶表面借岛中央沟分为前后两部分,即前小叶和后小叶。前小叶连接到额叶,后小叶连接顶叶及颞叶。岛叶由浅及深解剖层次依次为:最外囊、屏状核、外囊、壳核、苍白球、内囊、尾状核及背侧丘脑。

二、临 床 症 状

1. **自主神经症状** 表现为内脏感觉和内脏运动的症状,如咽喉部紧缩感、胸骨后或腹部的压迫感、呼吸困难等,或伴有咽喉部、腹部杂音和呕吐。岛叶癫痫可引起心律失常甚至猝死。

2. **躯体感觉症状** 表现为面部感觉异常,如触电感、温热感或痛感,也可波及到对侧躯体的广泛区域如躯干、肢体等。

3. **语言障碍** 表现为构音障碍。

4. **意识方面** 随着痫性放电的扩散,可出现意识障碍。

三、病因及发病机制

在无结构性病变致岛叶癫痫,是因为颞叶-边缘系统-岛叶网络致痫体系,在有结构性病变的岛叶癫痫中,岛叶脑肿瘤以低级别胶质瘤多见,如低级别的星形细胞瘤、少突胶质细胞瘤、神经节细胞瘤等,其他如皮质发育不良等,或血管性病变如血管畸形、出血、梗死等,或是各种脑炎如疱疹脑炎等。这些病变大多数以癫痫为首发症状。

四、手术适应证和禁忌证

适应证:伴有结构性病变的岛叶癫痫,如肿瘤、血管畸形、皮质发育不良以及外伤和缺血性损害等。对于不伴有结构性病变的患者,应慎重处理。

禁忌证:合并精神疾病者;患有严重内科疾患,不能耐受手术者。

五、岛叶癫痫的手术步骤及技术要点

1. 气管插管全身麻醉,额颞扩大翼点入路开颅、分开侧裂池,暴露岛叶。

2. 确认并保护好大脑中动脉及其分支,特别是外侧豆纹动脉、岛盖动脉和大脑中动脉的的穿支动脉不要损伤。

3. 岛叶的血管间隙内吸除岛叶,注意切除深度,避免损伤其深部的重要结构而引起偏瘫。

4. 术中避免过度牵拉优势半球岛盖,尤其是颞盖牵拉引起听觉性语言中枢(颞上回、颞中回后部、缘上回、角回)损伤可引起感觉性失语。在额下回的后部的运动性语言中枢受损后可出现运动性失语。

5. 岛叶皮层结构与海马类似,为三层结构,适合于皮层双极电凝热灼术。通过控制合理的电凝热灼参数并正确使用,可达到与岛叶皮质切除相同的疗效,且术后不良反应事件发生率明显下降。

六、术后并发症及处理

1. 岛叶表面血管或其内侧结构损伤引起的偏瘫症状,一旦发生,术后应早期进行康复治疗。

2. 优势半球岛叶手术时若额下回后部或颞上回后部语言中枢损伤会引起的失语,术后早期语言功能锻炼,一般 3 个月内可恢复。

七、疗效及预后

由于岛叶解剖结构复杂,使岛叶癫痫的定位诊断及手术操作困难。在没有结构性病变的额叶癫痫和颞叶癫痫,不可能全部应用岛叶的颅内电极监测,以除外岛叶癫痫。随着非侵袭性检查方法如 MRI、MRS、fMRI、MEG 的发展,有助于岛叶癫痫的诊断。对于结构性病变引起的岛叶癫痫,如能将病变全切除而不影响功能,有望获得较好疗效。

第三节 额叶癫痫的手术治疗

一、解 剖 要 点

额叶位于大脑半球前部,为中央沟之前及外侧裂以上的部分,是脑中最大的一叶,约占全脑容积和质量的 1/3。额叶外侧面有三个脑沟,即中央前沟、额上沟、额下沟,将额叶分为一个垂直的和三个平行的脑回,即中央前回、额上回、额中回、额下回。中央前回因解剖、功能及手术方式与前额叶有不同之处,与中央后回合称为中央区(在第四节具体论述)。额下回位于外侧裂和额下沟之间,由前到后由外侧裂的水平支和升支,将额下回分为眶部、三角部、岛盖部。额叶内侧面由额上回内侧面及扣带回组成,中间由扣带沟分界。在额叶内侧前方,额上回内侧面及扣带回包绕胼胝体膝部与嘴部,并与胼胝体嘴部下方及终板前方的终板旁回及嗅旁回相延续。额叶底面被嗅沟分为内侧带状直回和外侧较大的眶回。

额叶功能解剖:中央前回(Brodmann4 区)为初级运动皮层,与中央后回优势半球的额下回盖部及三角部为运动性语言中枢(Broca 氏区,Brodmann44,45 区),负责语言的产生。中央前沟前方脑回(Brodmann 6 区)称运动前区,与额上沟交汇处皮层为额部眼运动区(Brodmann 8 区),负责眼球的扫视运动,内侧面中央前沟前方为辅助运动区(supplementary motor area,SMA),负责运动协调功能。中央前回的初级运动皮质及优势半球额下回的运动性语言中枢,均属于脑重要功能区,手术中切除或损伤此区域可能导致不可逆的功能障碍。

额叶内各个区域之间存在丰富的神经纤维联系,同时额叶皮层与大脑半球其他脑区皮层也有广泛的联系。起源于额叶某一区域的癫痫发作可循这些纤维传导通路迅速在额叶内及额叶外其他脑区扩散,这样就使额叶癫痫发作期临床表现复杂多变。

二、临 床 症 状

额叶癫痫发作期表现复杂多变,但也有一些共性特点。额叶癫痫发作具有如下特点:①发作起止突然,持续时间短暂,可短至数秒到数十秒,一般不超过 1 分钟;②发作频繁,常成簇出现,每天数次甚至上百次发作;③没有或仅有很短的发作后朦胧状态,意识通常很快恢复;④常在睡眠期发作;⑤强直性、偏转或姿势性运动症状突出;⑥姿势性运动症状常为躯干、肢体近端和/或远端剧烈、刻板、重复的动作(过度运动),如蹬踏,拍打,抓握,翻滚,髋部扭动等;⑦各种发作形式可快速继发全身性发作或出现癫痫持续状态。

三、病因及发病机制

凡额叶的脑内结构异常均可造成额叶癫痫。例如:肿瘤、血管畸形、皮层发育不良、外伤等。有许多患者影像学检查未发现明显异常改变,称之为隐源性癫痫。

四、手术适应证及禁忌证

适应证:①MRI 显示致痫病变;②发作间期及发作期的 EEG 定位和 MRI 定位与病灶位置吻合;③癫痫发作的症状学表现,提示为额叶起源部位和电生理学定位及影像学定位吻合;④经颅内电极描记结果等综合术前评估确认致痫灶位于额叶;⑤致痫灶手术易完成、不涉及重要功能区皮质;⑥无其他潜在的致痫性异常。

禁忌证:①特发性全面性癫痫发作;②明确有弥漫性脑损害或多个致痫灶存在的病例;③患有严重内科疾患,不能耐受手术者。

五、额叶癫痫的手术步骤及技术要点

1. 气管插管全身麻醉,根据切除额叶部位不同,可选择双额冠状切口开颅、一侧额颞扩大翼点入路或额外侧入路开颅。

2. 额叶癫痫切除性手术方式根据致痫灶或致痫网络的大小、部位、病理性质、与脑重要功能区的关系等情况,可采取裁剪式切除术或扩大切除术。具体方式包括:①致痫病灶切除术;②致痫灶皮质切除术;③额极切除术;④根治性前额叶切除术;⑤前额叶切除术。

3. 额叶皮质的切除性手术,要掌握脑皮质切除术基本操作的要领和应用,包括软膜下切除,过路血管的保留(骨架化),脑皮质切除深度的掌握和脑白质的保留等。

4. 位于脑重要功能区的皮质或邻近周边部位皮质的切除术,需要术前确认功能区范围,术中应用唤醒麻醉、皮层电刺激、术中神经电生理、神经导航、皮质脑电图等措施进一步精确定位,确保脑重要功能区不受损伤。(详见第三章)

5. 额叶内侧面切除性手术时,操作要确认和保留胼周动脉,辨认胼缘动脉在切除区域内是"终末动脉"还是"过路血管"。胼周动脉或其分支在额叶内侧面供应其后部及中央区的皮质,要注意辨认及保留。

6. 额叶内侧面皮质有时与大脑镰或对侧额叶皮质粘连,一般采用显微镜下锐性分离或软膜下技术分离。

7. 眶额叶切除,可采用额底侧方入路或前方入路,要注意后眶额区域、直回、嗅神经的辨认。采用软膜下切除技术有利于后眶额叶、直回的安全切除及嗅神经的保留。

8. 注意保留脑重要功能区及邻近区域皮质下白质,尽量保留侧脑室周围白质,避免侧脑室额角的开放。

六、疗效及预后

额叶癫痫手术治疗效果不如颞叶癫痫,主要是术前致痫灶评估定位较困难,有时致痫灶累及重要功能区不能完全切除。如果术前应用颅内埋藏电极及皮层电刺激定位致痫灶,及确定致痫灶与脑功能区位置关系,可提高手术疗效及患者术后生活质量。

第四节　中央区癫痫的手术治疗

一、解 剖 要 点

中央区位于中央前后沟之间,在大脑外侧面,由中央前回和中央后回组成。中央前后沟与中央沟平行,中央沟垂直走向,自外侧裂向后上走行,向上达大脑纵裂。中央前沟常在中部中断。中央前回(Brodann 4 区)初级运动区在解剖上位于额叶最后部的区域,而中央后回(Brodann 3 区、2 区和 1 区)是感觉区位于顶叶最前部区域。

中央区在大脑内侧面为旁中央小叶,位于中央前沟与扣带沟缘支之间。扣带沟平行于胼胝体,后部转向上为缘支,缘支末端前 8~9mm 为中央沟的末端。

在中央区有明确的感觉运动功能躯体皮层定位分布:舌及面部代表区位于中央区下部近外侧裂处,拇指及其他手指以及手部代表区位于中央区中部的脑回内,上肢及躯干代表区靠近中线,部分下肢及脚部的代表区位于旁中央小叶,咽及口咽部代表区沿中央区岛盖分布。

二、临 床 症 状

1. **起源于中央周围区的癫痫发作特征**　起源于中央前回(额叶)或中央后回(顶叶),单纯部分性癫痫发作可有运动和/或感觉症状,累及中央前回和中央后回所支配的身体部位产生症状,如面、趾、手、手臂,偶尔按 Jackson 方式扩散,呈强直或阵挛运动、颤动、电刺激感和肌张力丧失。中央区下部受累时可有言语停顿、发声或言语困难,对侧面部运动、吞咽、舌蠕动感,舌不灵活或冷感,并有面部的症状(常为两侧);中央区中部受累时,可有对侧上肢的运动和感觉症状;旁中央小叶受累时,发生对侧下肢感觉和运动症状,生殖器症状,以及同侧足的强制性运动征象。起源于中央区的癫痫发作常常引起发作后产生 Todd 麻痹和继发性全身性癫痫发作。

2. **起源于中央区岛盖部位的癫痫发作特征**　特点为咀嚼、流涎、吞咽、喉部不适的症状和上腹部疼痛的感觉,有恐惧、自主神经症状。单纯部分性癫痫发作通常有阵挛性面部运动,继发性感觉症状是肢体麻木,特别是手,双侧上肢的抽动。

三、病因及发病机制

功能区癫痫常见的原因是占位性病变,起自中央区癫痫的发作63%与肿瘤有关,最常见的是星形细胞瘤,其次为脑膜瘤、少枝胶质细胞瘤、血管瘤和转移瘤。

非肿瘤性病变:灰质异位、局灶性皮质发育不良、巨脑回和裂脑等。

四、中央区癫痫的手术步骤及技术要点

(一)致痫灶切除术

1. 气管插管全身麻醉,也可以采用唤醒麻醉,有利于患者术中配合完成运动任务,以精确定位切除致痫灶范围。(见第三章第三节)

2. 根据手术切除部位不同采用不同手术入路,一般为中央区马蹄形切口。

3. 术中应用神经导航技术、皮层电刺激技术、躯体感觉诱发电位技术、协助定位中央前、后回(见第三章第四节)。

4. 邻近中央区或环绕中央区的致痫灶切除术,需注意采用显微外科技术、软膜下切开技术,过路血管辨认保留技术等等,在避免中央区皮层损伤的情况下,将癫痫灶精确地选择性切除;术中要注意保护中央区脑沟底部白质纤维不受损伤;术中应注意保护中央区的引流静脉。

5. 中央区的小致痫病变在仔细权衡癫痫缓解与功能缺失的利弊情况下可直接切除或单纯射频热凝术。

6. 支配头和拇指运动的大脑皮质之间的区域为结合区,以结合区为界将中央区分为上部皮质和下部皮质。目前普遍认为运动区下部皮质可以切除而不会出现明显的神经功能缺失,是因为头部的肌肉如面部、咽部、喉部和颈部受双侧大脑皮质支配,损伤一侧皮质不会造成永久性神经功能缺失。切除中央区上部皮质时要在术中唤醒麻醉下连续监测拇指运动功能,以保证中央区上部皮质不受损伤。

7. 颅内电极置入后精确定位致痫灶和功能区,尽可能完全切除致痫灶尽可能完全保留功能区。(见第三章第五节)

(二)多处软膜下横行纤维切断术(multiple subpial transaction,MST)

切断脑皮层浅表层内的水平横行纤维,阻断癫痫放电传导扩散的目的。该术式适用于致痫灶位于功能区不能切除的病例,详见"第五章第二节"。

(三)低功率电凝热灼术

此方法与MST类似,采用适宜的低功率热灼技术,选择性的毁损脑浅表皮层内的水平横行纤维,以达到控制癫痫发作的目的,详见"第五章第三节"。

五、术后并发症及处理

中央区手术术后主要并发症为运动和/或感觉功能损伤。一般感觉功能损伤不会严重影响患者的日常工作与生活。在功能区手术牵拉骚扰等原因导致术后早期出现中枢性面瘫、对侧肢体肌力下降、精细活动手足功能下降,经对症治疗和功能锻炼后大部分可逐步缓解恢复。

第五节 顶叶癫痫的外科治疗

一、解剖要点

1. **结构解剖** 顶叶位于中央沟之后,顶枕裂与枕前切迹连线之前。在中央沟和中央后沟之间为中央后回,与中央前回合称为中央区在第四节详述。下界为顶枕裂与枕前切迹连线中点与外侧裂末端的连线。横行的顶间沟将顶叶分为顶上小叶(Brodmann 5 区,7 区)和顶下小叶。顶下小叶有外侧裂和颞上沟的伸入,围绕外侧裂的后端的脑回称为缘上回(Brodmann 40 区),围绕颞上沟后端的脑回称为角回(Brodmann 39 区),顶下小叶还包括中央后沟下的顶盖区(Brodmann 43 区)。顶叶内侧面位于旁中央小叶后端,顶枕沟之前,为上部外侧面 Brodmann 7 区在内侧面的延续为楔前叶,下部为扣带回后部。

2. **功能解剖** 大脑顶叶主要由感觉和监控身体各部分对外界刺激反应的皮质构成。并进行多种感觉信息(如体感、视觉等)与运动及言语的整合。顶叶的躯体感觉联络区域(Brodmann5 区,7 区),主要负责感觉-运动协调功能。优势半球顶下小叶的角回、缘上回区域(Brodmann39 区,40 区)及为感觉性语言中枢(Wernicke 区),此区域病变的患者在理解逻辑语法结构(如次序或复杂结构等)时有困难。角回区负责听觉语音信息与视觉文字信息之间的转化,使人可以写下听到的内容,朗读看到的文字。角回区受损,患者丧失语音听觉感知与文字视觉感知间的联系,不能将书面语转化为可用于理解的语音形式,无法理解书面语的含义。因此,该区又被称作"阅读中枢"。顶叶岛盖部主要负责感觉的加工。

二、临床症状

关于顶叶癫痫症状学特征有以下表现:躯体感觉先兆(如针刺感,麻木感,发凉或发热等),前庭症状(如平衡失调及眩晕),复杂视幻觉,惊恐,体像变化(如偏身失认,身体扭曲感,灵魂出窍感等)等感觉症状。可有头和/或眼球的偏转,非对称性姿势性强制,过度运动,一侧肢体自动,一侧肢体肌张力障碍等运动症状。合并有意识丧失。优势半球顶叶发作可引起多种感觉性或传导言语障碍。由此可见,顶叶癫痫在症状学方面缺乏特异性,尤其在没有局部病灶的患者,容易被误诊为来源于顶叶外的癫痫。

三、病因及发病机制

1. **特发性** 伴顶叶诱发棘波的儿童良性癫痫。

2. **症状性** 最常见的原因是颅内占位性病变,顶叶起始的癫痫发作 63% 与肿瘤有关,最常见的是星形细胞瘤,其次为脑膜瘤,少突胶质细胞瘤,血管瘤和转移癌,其他为局灶性皮层发育不良、产伤、炎症后瘢痕、脑血管病、隐源性等。

四、手术适应证及禁忌证

适应证:①MRI 显示病变边界清楚;发作间期 EEG、发作期的 EEG 定位及发作期症状学表现和影像学定位位置吻合；②无病灶者经颅内电极描记等综合术前评估确认致痫灶位于顶叶；③致痫灶不在角回、缘上回等重要功能区皮质；④无其他潜在的致痫性异常。

禁忌证：①特发性全面性癫痫发作；②良性或自限性癫痫；③致痫灶位于顶下小叶或临近区域，手术会造成顶下小叶功能损害，或者家属不能接受术后阅读、书写、语言理解等功能损害时；④明确有弥漫性脑损害或多个致痫灶存在的病例；⑤患有严重内科疾患，不能耐受手术者。

五、顶叶癫痫的手术步骤及技术要点

1. 气管插管全身麻醉，根据切除范围采用不同手术切口，如切除范围局限于顶叶一般为马蹄形切口或直切口。

2. 顶叶癫痫手术一般需要精确定位功能区。可采用神经导航，术中神经电生理监测等技术精确定位中央后回及中央后沟，以保证中央后回功能不受损伤。优势半球涉及顶下小叶区域的手术，术前需仔细确认左右利手，必要时需通过功能磁共振或 Wada 试验确认优势半球，术中需要采用术中唤醒麻醉技术，连续监测语言功能，避免语言功能的损伤。

3. 在影像学检查未见结构性异常或影像学改变与脑电图等其他检查结果不一致时，需要应用颅内电极技术（立体定向颅内电极或硬膜下颅内电极）精确定位致痫灶及功能区（详见颅内电极章节），并确定切除计划和范围。

4. 根据致痫灶定位结果，可采取病灶切除术，致痫灶切除术，顶上小叶切除术（包括顶叶内侧面），非优势半球顶下小叶切除术和顶叶切除术。

5. 手术操作注意事项：①注意辨认过路血管；②保护皮质静脉，特别是主要静脉窦附近的静脉，如果损伤可导致附近功能区皮质的大范围静脉梗死；③多数情况下只需要切除皮质，并不需要切除皮质下的白质。

六、疗效及预后

抗癫痫药物对顶叶癫痫的疗效与其他脑叶的癫痫无明显差异。大多数顶叶癫痫确诊后，经正确的抗癫痫药物治疗预后良好。药物难治时早期发现并进行病灶（尤其是肿瘤）切除术有利于改善预后。未发现明确病灶的顶叶癫痫的手术约50%的患者术后发作完全消失，但是癫痫源定位困难，且有脑功能损害的发生，需谨慎评估。优势半球顶叶癫痫切除性手术预后较非优势半球差。

第六节　枕叶癫痫的外科治疗

一、解 剖 要 点

枕叶是视觉皮层区域，位于大脑半球顶颞叶后部。枕叶的前界在半球内侧面是顶枕沟；在半球外侧面是顶枕沟上端与枕前切迹连线；在半球的底面是枕前切迹与胼胝体下部的连线。枕叶内侧面的距状沟从枕极向前延伸至胼胝体压部，将枕叶内侧面分为上部的楔叶和下部的舌回。距状沟深部两侧皮质为视觉中心区(Brodmann17区,又称纹状区),此区域损伤会引起对侧视野偏盲。围绕距状沟17区周围的皮质,为视觉联络皮质(Brodmann18区,19区),涉及此区域的损伤会导致视觉失认症。

二、临 床 症 状

枕叶癫痫临床表现比较复杂。可以表现视觉异常的单纯部分性发作,也可以表现为全身性发作或复杂部分性发作,有时两种发作形式并存。临床症状具有下述几组特征:①各种视觉症状;②偏转发作;③发作前后出现的偏头痛。

1. **枕叶症状**　主要表现:①一过性部分或完全视觉丧失;②视幻觉,包括初级视幻觉及复杂视幻觉,初级视幻觉即自感眼前似有闪光、彩球、光栅等,复杂视幻觉即看到实际不存在的物体;③视错觉,包括视物大小、距离改变即变形等。上述视觉症状可出现于一侧或双侧视野。

2. **偏转发作**　为难治性枕叶癫痫特征性症状,表现为头和眼向一侧持续强直性偏转,多为转向放电半球对侧,继而阵挛运动,特别是出现眼睑的抽动与眼球的阵挛。

3. **枕叶外症状**　枕叶癫痫患者在临床表现中,除了近半数在临床表现中出现视觉异常外,多数会出现枕叶非特异性表现。包括一侧阵挛发作、局部性发作及继发全身性发作等。发作频率不等,有周期性频发趋势,可一日发作数次,持续数周,然后平息很长时间不发作。部分病例两次发作可间隔数月至数年。

三、病因及发病机制

枕叶癫痫病理以局灶性皮层发育不良为最多,除此之外,枕叶内侧、底面及枕极的瘢痕及胶质细胞增生、小血管病变、微小脓肿或肿瘤、局部萎缩、神经细胞变性等。病理变化在病因上虽有各种各样,但小儿的致痫性惊厥、外伤后瘢痕及胶质细胞增生被认为是最常见的原因,围产期的诸多因素和分娩时疾病是引起枕叶癫痫的高危因素。脑外伤多会造成局部或多灶性脑组织死亡,形成软化灶,软化灶周围细胞多为界限性细胞,可能异常放电。此外,颅内感染、缺氧性、变性疾病所致脑萎缩等均可成为病因。

四、手术适应证与禁忌证

适应证:①药物难治性癫痫患者;②因癫痫发作不能正常工作、学习或生活,已引起一定的智能、精神与发育障碍者;③癫痫灶系一侧性,并局限一侧枕叶,发作恒定,无自行缓解趋势,手术不会造成严重功能障碍者;④两侧异常放电或癫痫灶放电位于枕叶主要功能区,药物控制无效可采用皮层热灼术或多软膜下横纤维切断。

禁忌证:①致痫灶位于视觉皮质,切除后产生一侧视野偏盲,对病患工作生活产生严重影响而不能接受者;②局灶性癫痫证据不足,或致痫灶难以定位;③病灶比较广泛或在双侧时;④良性或自限性枕叶癫痫;⑤患者全身情况不佳或伴有严重精神疾患难以承受开颅手术者。

五、枕叶癫痫的手术步骤及技术要点

1. 气管插管全身麻醉或术中唤醒麻醉,根据切除枕叶范围不同,可选择大小及部位不同的枕叶马蹄形切口。

2. 枕叶癫痫切除性手术方式根据致痫灶大小、部位及与初级视觉感觉区的关系可采取裁剪式切除术、部分枕叶切除术及枕叶切除术。位于初级视觉皮质周围的裁剪式切除手术，术中可采用唤醒麻醉，尽量避免视觉功能区的损害。部分枕叶切除术在尽可能完整切除致痫灶同时，尽量减少术后视野缺损的范围，以减轻视野缺损对工作生活的影响。枕叶切除术如果未证明有功能区的转移，可能造成对侧视野同向偏盲，对工作生活有一定影响，要征得患者及家属的同意。

3. 保留皮质下的白质完整，以保留视交叉纤维、投射和联络纤维的完整性。减少对脑沟边缘组织的破坏，保证附近脑回上软脑膜的完整性，不可损伤脑沟中的重要血管。

4. 如有较大动脉或静脉通过切除区时，不应牵拉、伸展或捏夹，尽量减少干扰。可采用过路血管"镂空技术"予以保留。

5. 若致痫灶为双侧起源或多灶性，切除最重要的致痫灶，余下的致痫灶行皮层热灼术，若致痫灶位于视觉功能区，不能切除时，可行皮层热灼术。

六、术后并发症及处理

枕叶癫痫术后主要并发症为不同程度的视野缺损，术后视野缺损不可恢复，手术过程中应尽可能避免手术损伤枕叶视觉皮层及传导束，如术后出现视野缺损应告知患者尽量应用多转动头部的方式弥补视野缺损带来的视野范围缩小，避免不必要的意外伤害。

七、疗效与预后

疗效主要取决于致痫灶是否完全切除，将枕叶致痫灶皮质完全切除及其病灶全切除者控制癫痫的效果最好。对于已经存在偏盲的患者，切除手术后不会引起新的功能障碍的产生。如果病灶边界清晰，病灶切除后多能理想控制癫痫；对于非局灶性病变，借助有创电极确定发作起始区，尤其是病变与矩状裂和语言相关皮质，可借助此定位方法使视觉损伤达到最小程度。枕叶切除后癫痫控制效果也比较好，50%以上癫痫患者完全治愈。

第七节　下丘脑错构瘤切除术

颅内错构瘤并非真正的"肿瘤"，而是一种少见、好发于视丘周围的先天性脑发育异常。该病常见于婴幼儿及学龄前儿童，临床症状与"肿瘤"的位置、大小和"肿瘤"的成分有关。绝大多数患者首发症状为癫痫发作和性早熟；部分病例可表现为精神、行为异常和智力障碍；少数病例合并其他脏器的发育异常，如多指、面部畸形、心脏缺陷等；极个别病例可无任何症状和体征。

根据错构瘤的生长部位和三脑室间的关系，Arita 等将其分为下丘脑旁型、下丘脑内型。前者主要累及乳头体和/或垂体柄，瘤体上缘未影响到第三脑室底；后者自垂体柄向上、下生长并累及第三脑室底或瘤体伸向脚间池内。前者的临床表现以性早熟为主,后者以痴笑性癫痫发作为主。Riges 等将其描述为七种情况,①肿瘤主要位于下丘脑内,累及第三脑室;②肿瘤小,位于第三脑室内;③肿瘤位于第三脑室底;④肿瘤无蒂、位于脚间池内;⑤肿瘤有蒂、位于脚间池内;⑥巨大型;⑦混合型,即②和④的混合。

一、下丘脑的结构和功能

下丘脑位于大脑的底部,是大脑中一个具有综合功能的结构,下丘脑从前面起自视交叉向后延伸到乳头体。成年人下丘脑的重量不到 2.5g。在正中矢状位上,其前界为终板,后界为后联合和乳头体尾部之间的平板,上界为下丘脑沟,下丘脑构成第三脑室的底壁,其下面为灰结节,其两侧的界限不好界定,大体内囊、大脑脚和底丘脑为界。

下丘脑纵向可以分为两个带,致密的细胞内侧带和细胞相对较少的外侧带,这两个带以穹窿前柱为分界线。下丘脑的核团都在内侧带。另外,下丘脑从前后方向可以分成四个区。视前区从嘴侧的视交叉到背侧的前联合,视上区在视交叉的上方,结节区位于灰结节及其上方,乳头区包括乳头体和后方的下丘脑核团。

通过大量的传出和传入纤维的联系,下丘脑将自律的、躯体的、内分泌的和行为活动结合起来。它接收传入纤维并将这些纤维投射到前脑、脑干和脊髓等广泛的范围。另外,下丘脑也参与情绪的调节。

二、临 床 表 现

下丘脑错构瘤的临床症状和下丘脑及其周围结构本身的生理功能相关。除了典型的痴笑发作外,随着年龄的增长患者也会出现其他的发作形式。另外伴随的症状还有中枢性性早熟、行为障碍和进行性认知功能减退等。

1. **癫痫综合征**　痴笑发作是下丘脑错构瘤典型的癫痫发作形式,多开始于儿童期,有的开始于新生儿期,后来逐渐发展成为药物难控制的"灾难性"癫痫。痴笑发作的典型表现为重复性和爆发性的笑,往往和感情无关。除了发作性发笑,其他的发作形式也常常出现,并带有致残性。例如全面性强直阵挛发作,复杂部分性发作,跌倒发作和不典型的失神。儿童患者较成人患者更容易出现认知和行为障碍。

2. **行为和认知功能障碍**　下丘脑错构瘤患者持续的痴笑发作,易导致严重的癫痫性脑病和儿童灾难性癫痫,合并行为障碍,例如多动症、愤怒和攻击行为。除了攻击行为外,缓慢的进行性的认知功能减退常常并存。行为和认知功能障碍的加重和癫痫发作的加重是相互影响。

3. **精神症状**　下丘脑错构瘤的患者中合并精神障碍的比例较高。Weissenberger 等人评估了 12 例 3~14 岁的儿童患者,表现为痴笑发作,其精神障碍的发病率相当高,例如强迫症(83.3%),多动症(75%),行为紊乱(33.3%),情感障碍(16.7%)。

4. **中枢性性早熟和其他的内分泌异常**　下丘脑错构瘤和中枢性性早熟之间的关系是密切的。三脑室下方有蒂连接的下丘脑错构瘤往往不表现为癫痫,尤其是在 8 岁之前的女孩和 9 岁之前的男孩常常表现为性早熟。中枢性性早熟较原发性性早熟发生的时间明显要早。小于 2 岁的儿童下丘脑错构瘤患者中 82%合并中枢性性早熟。

三、神经影像表现

1. **X 线平片** 下丘脑错构瘤患者的颅骨 X 线平片没有特征性的表现。但是错构瘤长期缓慢膨胀性的生长可以导致鞍背顶端的骨质被侵蚀破坏。

2. **脑血管造影** 尽管脑血管造影对于错构瘤诊断的意义不大,可以提示基底动脉远端和脑桥中脑前静脉向后轻微移位,大脑前动脉 A1 段向上移位,后交通动脉可能向侧方移位。很少见到和错构瘤相关的异常血管。

3. **CT** CT 扫描能否发现要看错构瘤的大小,CT 平扫有时可以看到脚间池和鞍上池存在一肿物,密度同正常脑组织相同,增强无强化。鞍上池和第三脑室前部的闭塞常常可以看到。CT 脑池造影可以看到鞍上池的充盈缺损,提高下丘脑垂体轴上的小病变的发现率,并且可以描述肿物的大小和同周围神经血管结构的关系。

4. **磁共振** 磁共振扫描上可以清楚显示错构瘤与周边组织的关系,对于确定手术入路和指导术中操作具有重要意义。Freeman 等人系统的研究了 72 例下丘脑错构瘤合并难治性癫痫的患者的磁共振表现,绝大多数患者(93%)的错构瘤的皮层及深部灰质信号比较,T2 加权像为高信号,作者发现 53 例(74%)T1 加权像上和正常灰质相比为低信号,不同于以前错构瘤 T1 加权像上为稳定的等信号的研究结果(图 4-2)。

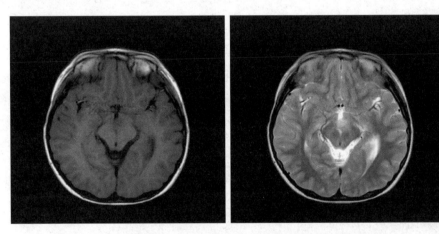

图 4-2　MRI 轴位示下丘脑错构瘤 T1 呈等低信号,T2 呈稍高信号。

四、手术适应证和禁忌证

1. **适应证**

(1)该类疾患的癫痫发作均呈药物难治性,若 MRI 诊断明确,且患者出现癫痫发作、性早熟等临床症状,家属和/或患者能较好地理解手术,有较强烈的手术愿望。

(2)肿瘤较小、主要位于下丘脑内、第三脑室底或脚间池内者,如①、③、④型,适合 γ 射线放射治疗。

(3)肿瘤位于第三脑室内者,如②型,适宜在内镜下或经胼胝体-穹窿间入路切除肿瘤。

(4)肿瘤位于脚间池内、巨大型肿瘤,如⑤、⑥型,适宜经翼点-额、颞入路切除肿瘤。

2. **禁忌证** 患者不能耐受和/或不接受手术。

五、下丘脑错构瘤的手术方式及手术步骤

1. 手术方式

(1)经翼点-额、颞入路:巨大型错构瘤、有蒂的在脚间池内、第三脑室底向一侧生长,适宜采用该手术入路。

(2)经胼胝体-穹窿间入路:第三脑室内的肿瘤,适宜采用该手术入路。

(3)经胼胝体-脑室入路:同(2)。

(4)内镜下经脑室入路:同(2)。

(5)立体定向颅内电极引导下射频毁损治疗:第三脑室未受累,或不耐受开颅手术,适宜采用该方法。

2. 手术步骤

(1)经翼点-额、颞入路:采用全麻。体位:仰卧位,头转向对侧约45°,下垂25°。使颧部位于最高点,用头架固定并维持此体位。

取额颞部弧形手术切口,自耳前上方1cm处,向上越过颞嵴弯向前方,终止于矢状线旁的发际处。

皮-肌瓣分离时,谨防损伤位于颞浅筋膜浅层内的面神经颞支。显露额骨颧突后,于该处钻孔并成型"菱形"骨瓣,将蝶骨嵴尽量咬平或磨平达中颅窝底。围绕蝶骨嵴弧形切开硬膜。

自侧裂静脉的额叶一侧,显微镜下切开该处的蛛网膜,锐性分离外侧裂池,缓缓吸出脑脊液。沿大脑中动脉向近端解剖到中颅窝底,轻轻抬起额叶并向前床突方向探查,直至看到视神经,打开视交叉池和颈动脉池,自颈内动脉-视神经间隙可见错构瘤。

错构瘤的颜色类似于脑组织,但质地略韧,部分患者血供较丰富。因手术路径长、间隙狭窄,多采取分块切除或吸除。若瘤蒂明显、肿瘤和丘脑下部有较明显的分界,多能做到全切或近全切肿瘤;反之,只能大部切除肿瘤。以免损伤周围组织。

(2)经胼胝体-穹窿间入路:采用全麻。体位:仰卧位,头抬高20°,使颧部位于最高点,用头架固定并维持此体位。

以冠状缝为标志,行跨中线或正中线的单侧额部"U"型皮肤切口。骨瓣应暴露矢状窦,便于翻开硬膜时能充分显示纵裂。一般在冠状缝前很少有粗大的桥静脉入窦。显微镜下轻轻分离开额叶向深处探查,切开局部蛛网膜缓放脑脊液后,暴露出胼胝体。沿胼胝体沟切开胼胝体前部3cm,进入透明隔间腔,沿穹窿间隙分离两侧穹窿后即达三脑室。

进入第三脑室内后,一定要保护好行走于第三脑室内的大脑内静脉。肿瘤的颜色类似于脑组织,只能从质地、局部突起等特征来判断。该术式路径较长,多采取分块切除或吸除。位于第三脑室内的错构瘤,瘤蒂多不明显,故肿瘤和第三脑室壁分界欠清,只能大部或近全切除肿瘤。对三脑室底和侧壁的组织要小心保护,以免损伤后引起术后并发症。

(3)经胼胝体-脑室入路:手术体位、皮肤切口类同于经胼胝体-穹窿间入路。切开胼胝体后进入一侧侧脑室内,沿丘纹静脉探查到室间孔,并进入第三脑室。若肿瘤较大且靠近三

脑室的前下部,可在室间孔前上切断穹窿柱,以扩大手术野,充分暴露肿瘤和周围的重要结构,细心操作,分块切除肿瘤。

(4)内镜下经脑室入路:采用全麻。手术体位同经胼胝体-穹窿间入路。手术切口同单侧脑室额角穿刺位置。钻开颅骨、切开硬膜后,额叶皮层造瘘达侧脑室额角,置入内镜切除肿瘤,余操作同(3)。

(5)立体定向颅内电极引导下射频热凝治疗:采用全麻。手术体位根据立体定向仪采取装置决定,如使用 ROSA 机器人,则采取仰卧位。电极设计应着重考虑肿瘤蒂部,除电极各触点间射频热凝外,还应控制电极间距离,以便进行电极间交叉热凝,余操作同"第六章第一节"。

六、其他治疗方法

1. **立体定向放射治疗** 包括伽马刀(gamma knife surgery,GKS)、直线加速器放射治疗和碘-125 内放疗。这些方法可破坏错构瘤的内部细胞结构,减少甚至完全控制癫痫发作。多数学者推荐的治疗剂量为 12~20Gy;内放疗剂量为瘤周剂量 60Gy。详见癫痫的 GKS 治疗。

2. **迷走神经刺激术**(*vague nerve stimulation*,VNS) 对该类患者的癫痫发作,作用甚微,甚至还会加重;但可以改善患者的孤僻症等异常精神行为。

3. **致痫灶皮层切除术(额、颞叶切除)** 尽管头皮脑电图、术中皮层脑电图均支持局灶性的癫痫波发放,但是不能有效地控制癫痫发作。

4. **胼胝体切开术** 即使是全部性发作、跌倒发作,其作用也很有限。

5. **立体定向射频热凝术** 综合考虑患者经济情况、一般情况,肿瘤大小、位置和手术安全性,可以选择立体定向脑电图监测下单/多针道、单/多靶点射频毁损,可根据脑电图的具体变化情况,进行多靶点射频毁损。该手术具有较高的安全性和较好的疗效。

七、术后并发症及处理

1. 常见并发症如手术后出血、感染、脑水肿、脑神经损伤等。术中仔细止血,避免过度牵拉脑组织及脑神经,围手术期及手术后使用抗生素。

2. 下丘脑、第三脑室底部损伤后,易出现中枢性高热、水-电解质紊乱、中枢性尿崩等;胼胝体-穹窿间入路易出现缄默不语、入路对侧的肢体功能障碍等。所以,术中操作仔细、轻柔,术后注意调整液体出入量并密切监测水-电解质情况。发生中枢性发热多采取物理降温和冬眠治疗。

八、疗效与预后

下丘脑错构瘤导致的痴笑样癫痫发作及其他类型的癫痫发作,多为顽固性癫痫发作,抗癫痫药物治疗效果不佳,随时间延长及癫痫反复发作,致痫区有逐渐泛化的趋势。根据头皮脑电图监测及手术中脑电图的实时定位,切除"致痫区"等癫痫波异常发放区域的皮层,对癫痫控制无明显效果。只有尽可能切除错构瘤和/或离断癫痫传导通路,才能取得较满意疗效,手术后癫痫完全缓解率在 48.5%~66% 之间。

第八节　大脑半球切除术

1929 年,Walter Dandy 首先应用解剖性大脑半球切除手术治疗一侧半球弥漫性生长的胶质瘤患者。1938 年,McKenzie 首次用该术式治疗难治性癫痫。1950 年,Krynauw 首次报告了用该术式治疗癫痫的临床效果,在 12 例患儿中,10 例患者癫痫发作明显减少。继Krynauw 报道之后,大脑半球切除术被认为是治疗婴儿痉挛性偏瘫伴癫痫最有效的方法,并迅速风靡世界各地,一直持续到 20 世纪 60 年代。

Oppenheimer 和 Griffith 临床观察并描述解剖性大脑半球手术的远期并发症,如脑积水、脑表面含铁血黄素沉着症之后,大脑半球切除术的各种改良术式,如 Adams 术式、Rasmussen术式等相继问世,其中大部分半球脑组织被切除,剩下部分脑组织给予完全离断,手术的目的是减少并发症,同时像解剖性半球切除术那样控制癫痫发作。事实上,功能性大脑半球切除术后并发症更少并且癫痫发作得到很好的控制。继功能性大脑半球切除术之后大脑半球离断技术应用于临床,离断技术最少切除脑组织并最大化离断脑组织。离断技术的目的是减少围手术期以及长期并发症出现,同时保持手术控制癫痫发作效果与解剖性半球切除术一样有效。

一、解　剖　要　点

两侧大脑半球被纵裂隔开,中间由胼胝体、前联合、海马联合等联合纤维相连接。每侧大脑半球被外侧裂和中央沟人为的分成颞叶、额叶、顶叶、枕叶和岛叶。每侧大脑半球各脑叶之间有狭窄而纵行的裂隙,即侧脑室。在大脑皮质和侧脑室之间,有基底节、间脑和内囊等重要的灰质核团及白质带。大脑皮质借丘脑、内囊等结构,建立起与脑干的相互联系。

脑的血液供应来自颈内动脉和椎-基底动脉两个系统。前者起自颈总动脉,经颈动脉管和破裂孔入颅腔后,经海绵窦、前床突弯向前上,自近而远发出眼动脉、后交通动脉、脉络膜前动脉、大脑前动脉、大脑中动脉。后交通动脉向后内走行,越过动眼神经上方,与大脑后动脉汇合。大脑前动脉向内跨过视神经、终板后,借前交通动脉与对侧的大脑前动脉相连通,绕胼胝体膝部在大脑半球的内侧面走行。沿途发出眶动脉、额极动脉、胼缘动脉和胼周动脉等主要分支。大脑中动脉走行于外侧裂内,沿途发出额顶升动脉、豆纹动脉(3~5 支)等多个分支,在分叉为 2~3(M2 段)支后,供应中央前、后回等处的脑组织。大脑后动脉为椎-基底动脉的终支,绕大脑脚向后、于小脑幕切迹上走行,与后交通动脉汇合形成 Willis 动脉环,发出分支分布于颞叶底面、枕叶等部位。

大脑半球的静脉系统包括深静脉组、浅静脉组。前者收集来自丘脑、纹状体、内囊、胼胝体和脉络丛等处的静脉血,最后汇集成丘纹静脉-大脑内静脉-大脑大静脉入静脉窦。后者呈8~15 条分布于脑表,其中以中央沟静脉、上吻合静脉(Troland's 静脉)和下吻合静脉(Labbe's 静脉)等较粗大,直接汇入邻近的静脉窦。在大脑半球切除手术中,能够看到并需要保护的脑神经有嗅神经、视神经-视束、动眼神经、滑车神经。

二、手术适应证和禁忌证

1. 适应证

（1）婴儿偏侧痉挛-偏侧瘫痪-癫痫综合征。

（2）Sturge-Weber 综合征（图 4-3）。

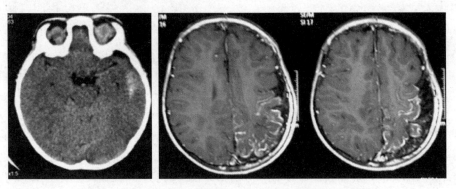

图 4-3　CT 示左侧颞叶局部钙化样表现；MRI 轴位示左侧
半球额顶叶皮层血管强化，局部脑回萎缩。

（3）半球巨脑症。

（4）Rasmussen 脑炎（图 4-4）。

（5）外伤、出血、脑膜脑炎等引起的一侧半球弥漫性病变。

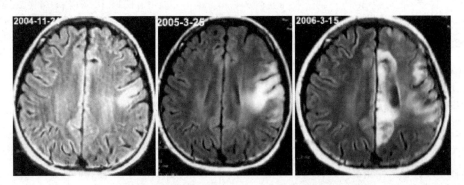

图 4-4　MRI 轴位示左侧半球皮层及皮层下异常信号进行性
扩大伴左侧半球进行性萎缩性改变（FLAIR）。

该类癫痫发作均呈药物难治性；经过综合评估后证实致痫区局限于一侧大脑半球，但不适合行局限性的脑皮质或脑叶切除；患侧半球所支配的肢体出现功能障碍，尤其是肢体远端出现精细功能受损；健侧半球未见异常。

（6）家属和/或患者能较好地理解手术，有较强烈的手术愿望。

2. 禁忌证

（1）遗传代谢性疾病等导致的一侧半球或脑叶弥漫性病变，如线粒体肌脑病等。

（2）双侧半球均有弥漫性病变。

（3）一侧半球弥漫性病变，综合评估后，未发现患侧半球出现功能可塑性转移。

三、手术步骤及技术要点

1. **解剖性半球切除术(Adam's 改良术式)(图 4-5,图 4-6)** 手术切口包含患侧额颞顶枕的巨大"马蹄形"切口,也可以是"T"型切口(于正中矢状位自发际边缘到枕外粗隆行直切口,耳前自颧弓沿冠状缝到中线)。骨瓣离开矢状窦 1cm,以减少窦损伤、窦旁蛛网膜颗粒出血的概率。马蹄形切开硬膜并翻向矢状窦侧。

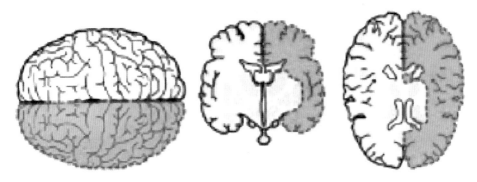

图 4-5 解剖性大脑半球切除示意图(选自 Carlo,Epilepsy Research,2010)

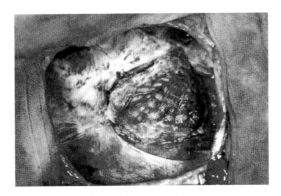

图 4-6 解剖性大脑半球切后术中图片

显微镜下切开外侧裂局部的蛛网膜,分离外侧裂并锐性分离外侧裂内的颈内动脉及其分支,在大脑中动脉发出豆纹动脉后,于远端将其切断。

自冠状缝前分离纵裂前部,向深部逐渐探查到胼胝体,在胼胝体的膝部可见双侧大脑前动脉绕膝部上行。辨清侧别后,在前交通动脉的远端切断患侧的大脑前动脉。

将颞叶轻轻抬起,电凝切断 Labbe's 静脉、枕叶引流静脉,沿颅中窝底向小脑幕边缘探查,切开环池蛛网膜,并锐性分离局部结构后,可见大脑后动脉。在该动脉发出后交通动脉的远端,即距状沟周围将之切断。

电凝切断大脑表面汇入上矢状窦的引流静脉,沿纵裂将患侧半球逐渐牵离大脑镰,同时显露胼胝体。沿胼胝体沟将之完全切开直到患侧脑室,暴露同侧丘脑。沿丘脑周围灰白质交界处离断大脑皮质和丘脑间联系,在尾状核上外侧处进入杏仁核、颞角,离断颞叶内侧结构和颞叶皮质间联系并将其完全切断。最后除同侧的基底节和丘脑外,将皮层组织完全离断后整块取出。

电凝并切除侧脑室内的脉络丛,基底节和丘脑表面严格止血。用肌片堵塞 Monro's 孔,(有学者用明胶海绵包裹肌肉浆堵塞后,再用生物胶固定防止移位)。回复丘脑等结构,将硬脑膜严密缝合于大脑镰、小脑幕和颅前窝、颅中窝底的硬脑膜上,以缩小硬膜下腔。

回纳颅骨瓣并固定,在扩大的硬膜外腔内注入无菌生理盐水,分层缝合肌肉、皮下组织和头皮。

2. 功能性半球切除术(Rasmussen's 术式)(图4-7,图4-8) 该手术的皮肤切口类似于解剖性大脑半球切除手术,和前者相比,切口前缘达冠状缝、后缘达人字缝即可。骨瓣离开矢状窦1cm,以减少静脉窦损伤、窦旁蛛网膜颗粒出血的概率。十字切开硬膜并翻向四周。

(1)切除 Rolandic's 区域的组织:显微镜下锐性分离外侧裂,前下方到颅中窝底、后方到顶叶、深度到岛叶皮质。分别电凝切开相当于冠状缝(额叶)、人字缝处的(顶叶)的软脑膜及其皮质,边吸除局部脑组织边仔细止血,直至进入侧脑室。

扩大上述皮质切口的两缘至侧脑室完全开放。自侧脑室内,分别于胼胝体嘴部、压部处,继续扩展额叶、顶叶的皮质切口,直至半球内侧面的扣带回为止。自灰白质交界处离断丘脑和局部皮质的联系,自扣带回前后方向,软膜下吸除局部组织,即可整块取出额叶后部、中央区和顶叶前部的脑组织。然后在软膜下切除扣带回,暴露并保护好有软脑膜覆盖的大脑前动脉。

(2)切除颞叶:自外侧裂内,电凝切断大脑中动脉发出的颞极动脉等供应颞叶的血管,保护好大脑中动脉后,沿外侧裂向下到颅中窝底,自颞叶尖端向后至钩回,离断颞叶和岛叶颞盖间的白质联系。

颞叶切除的后界和切除顶叶时的下延线相吻合。依次切开颞上回、颞中回和颞下回,并一直延伸到颞底。在横行切开时,开放脑室颞角。自颞角内沿海马外侧缘——梭状回向前行软膜下切除汇合于颞叶尖端的切口,将颞叶新皮质完全离断后取出。

在切除杏仁核外侧部时,要注意保护颈内动脉、视束、动眼神经等重要结构。沿脉络膜裂分离并切断供应海马的血管,在海马体-伞移行部横行离断海马和海马旁回,完全切除颞叶内侧结构。

(3)残留额叶、顶枕叶的去纤维联系:自侧脑室内,离断残留额叶、顶枕叶和丘脑间的纤维联系,自胼胝体正中离断和对侧半球间的纤维联系。

(4)切除岛叶皮质

电凝切断大脑中动脉发出的供应岛叶的血管,吸除岛叶皮质。部分学者认为不必切除岛叶皮质。

原位严密缝合硬脑膜。回纳并固定骨瓣,分层缝合肌肉、皮下组织和头皮。

3. 改良后大脑半球离断术(图4-9) 手术皮肤切口,呈马蹄形切口,自耳屏前开始向上,止于耳后2~3cm处。皮瓣翻向颅中窝底,成型骨瓣约8cm×8cm大小。

手术过程包括切除颞叶、海马结构及额颞岛盖后由岛周离断额顶枕叶与丘脑的纤维联系。

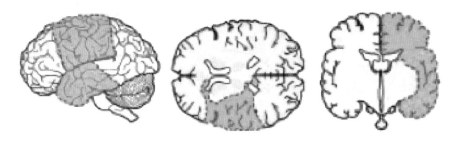

图 4-7 功能性大脑半球切除示意图(选自 Carlo,Epilepsy Research,2010)

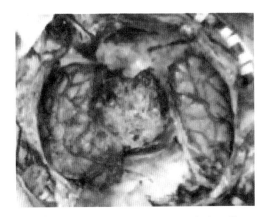

图 4-8 功能性大脑半球切除后术中图片

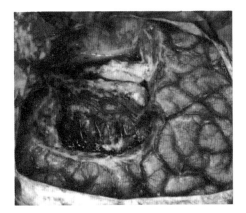

图 4-9 改良后大脑半球离断术(切除颞叶、
海马结构及额颞岛盖后由岛周离断额
顶枕叶与丘脑的纤维联系)

四、手术并发症及处理

1. 早期并发症

(1)颅内出血、感染等:术中要仔细止血,围手术期及手术后使用抗生素。

(2)脑干急性移位:为避免急性脑干移位,解剖性大脑半球切除术后,患者在手术后早期保持侧卧位或保持术侧头部于高位,该体位维持 2~3 天后再逐渐平卧。功能性大脑半球切除或经岛叶大脑半球切开术,一般不出现上述情况。

(3)皮下积液的:术后 3 天内,手术野应适当局部加压包扎,促使皮瓣和骨膜的黏合。若 3 天后仍有皮下积液,可采取头皮下外引流,引流装置略高于头部为佳。

2. 晚期并发症　主要是脑积水和脑表面含铁血黄素沉着症,以预防为主。术中要彻底止血;解剖性半球切除,用肌片堵塞 monro's 孔后用生物胶再固定,以防脱落,手术结束关闭颅腔前,应将术中残余物彻底冲洗干净,硬膜要严密缝合。

五、疗效与预后

大脑半球切除术治疗半球弥漫性病变导致的顽固性癫痫,其手术方式经过了数次改良。从最初的解剖性大脑半球切除术逐渐改良为功能性大脑半球切除术、大脑半球离断术等。

不管采用哪种手术方式,其手术适应证是相同的,只是为了尽可能减少手术并发症的发生,降低手术死亡率,提高手术成功率。大脑半球切除手术治疗顽固性癫痫,各家报道癫痫发作完全缓解率在 60%~90% 之间。术后可遗留有单侧肢体偏瘫,患者可独立行走,但肢体远端特别是手的精细活动障碍,认知和语言功能的影响较小。

第五章　癫痫的姑息性手术治疗

第一节　胼胝体切开术

一、胼胝体的解剖与生理

胼胝体是两侧半球间的主要联系纤维板,在癫痫的发病机制中,对痫性放电在两侧半球间的传导起关键性作用。胼胝体切开术适用于那些痫灶不能确定或者是不能切除致痫灶且为全面性发作的患者。它可以通过阻断/减少两侧半球同步化的痫性电活动而缓解甚至消除癫痫发作。

二、手术适应证与禁忌证

1. 适应证

(1)首先符合药物难治性癫痫诊断标准,经详细术前评估,不适合切除性手术。

(2)全面性发作,尤其是失张力性、强直和强直阵挛性发作。

(3)不能行灶性病变切除的,脑电图证实快速引起双侧同步放电。

2. 禁忌证

(1)存在的致痫灶为可切除性。

(2)进行性的脑实质病变。

(3)全身系统性疾病,不能承受开颅手术。

三、手术步骤及技术要点 (图 5-1~图 5-3)

1. 仰卧位,头略抬高(不要超过 20 度,头过高会影响呼吸道阻力、静脉的回流(并且有气栓的风险);国外有作者主张侧卧位,应用重力作用使术侧半球自然离开大脑镰,避免过度牵拉脑组织。

2. 头皮切口为沿中线的马蹄形切口,外侧切口的长度短于中线切口即可,切口后界为冠状缝,这样有利于皮瓣的血液供应。根据颅骨的厚度选择切口的长度,一般皮瓣长 4~5cm,宽 3~4cm 即可。切口前端不要超出发际。

3. 在中线上前后各应用磨钻磨开条状骨孔(大小能下铣刀即可),严格沿中线铣下骨瓣,(有利于在暴露胼胝体过程中减小对额叶的牵拉),弧形剪开硬膜翻向中线(硬膜应用湿棉条覆盖,并且在手术过程中保持湿度,避免硬膜萎缩造成缝合时张力过高)。

4. 显微镜下轻柔由中线向外牵开额叶,随着脑脊液的吸除操作空间也会逐渐加大。在向下暴露的过程中如果遇到血管但又不能判断它的侧别时应向前或后寻找它的来源,切忌盲目操作和处理。

5. 保护好胼周及胼缘动脉,暴露瓷白色胼胝体。以大脑镰方向为参照向下吸除胼胝体中线部分,宽度尽量小,直到进入透明隔间腔,此过程不要打开两侧的脑室,如不小心脑室出现小的破口,应迅速用明胶海绵覆盖漏口,避免血液流入脑室(术后发热的主要原因)。

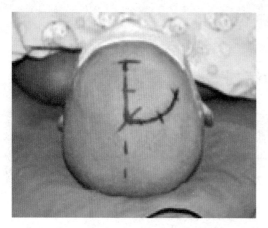

图 5-1 胼胝体切开体位及手术切口

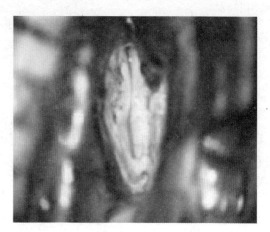

图 5-2 胼胝体切开后术中图片

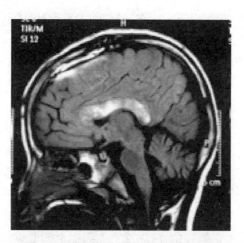

图 5-3 胼胝体切开后 10 日 MRI 图像

6. 沿透明隔间腔分别向前向后吸除胼胝体的中线部分,向前吸除膝部及嘴部联合纤维,直至显露出双侧的大脑前动脉上升支。向后吸除压部,因压部下方的海马联合与之分界线并不明显,故吸除压部纤维时,此处的海马联合也同时被破坏。后段完全切开后应该可以看到大脑大静脉表面的蛛网膜、松果体池前部、四叠体池以及前髓帆的上部。此时操作过程中要显露并保护好大脑大静脉(一旦出血,因位置深在,止血困难)。

7. 切开的裂隙内置放明胶海绵。如为前段切开则切除部分后缘到胼胝体压部即可。

8. 如有条件可应用导航系统,有助于决定皮瓣骨瓣大小、引流静脉及切开范围的确定。

四、疗效与预后

胼胝体切开术是一种相对安全的手术,并发症并不多见,常见的有静脉梗死、额叶扣带回及枕叶的挫伤、急性失联合综合征等,硬膜外/下出血,硬膜下积液以及脑积水等也可出现。一期行全段切开手术操作较困难。最好分两次完成。如果术前存在较严重的智能发育障碍,术后的失联合综合征表现的就不明显,而且这一点也会因失张力发作频率的减少生活质量的改善而得到弥补。

对胼胝体切开效果的评价标准不同,手术方式不同,就很难有个统一的疗效结论,但是在不能够行癫痫灶性切除时,胼胝体切开是一种安全、有效的治疗药物难治性癫痫的方法。特别是对失张力发作和全面性强直发作类型效果更好。

对于一些患者,既可以选择胼胝体切开也可以选择行 VNS。如行 VNS 手术后仍然存在很严重的失张力发作,行胼胝体切开会取得良好的效果。VNS 可以使这些患者的其他形式的发作频率减低,而失张力发作可以通过胼胝体的切开而获得明显的缓解。

第二节　脑多处软膜下横切术

对于局灶性癫痫,脑内癫痫样放电可分为产生和传播两个过程。目前成熟的癫痫外科手术都是切除癫痫灶,但功能区致痫灶切除后将导致严重功能缺失。多软膜下横行纤维切断术(multiple subpial transection,MST)是一种非切除性手术,既可阻断癫痫样放电的传播过程,术后又无明显功能缺失。

一、解剖及生理机制

大约 5mm 宽的神经元柱状结构构成一个功能模块,垂直方向的顶树突、基树突及传入传出轴突均为完成皮层功能的重要组成部分。如果最小的功能柱是 5mm,横切大脑皮质间距小于 5mm,将阻止癫痫的产生与扩散。通过小于 5mm 的横切,可减少功能柱的神经元数目,以阻止癫痫的同步化扩散。即使产生同步化扩散,也不会沿水平纤维扩散到其他神经元。

二、手术适应证与禁忌证

1. **适应证**

(1)致痫灶位于功能区或波及功能区。

(2)致痫灶切除后,周围皮层仍存在放电。

(3)皮层广泛区域致痫灶,不适合切除性手术。

(4)与切除性手术联合应用。

2. 禁忌证

(1)全身系统性疾病,不能承受开颅手术。

(2)存在明确可切除癫痫灶。

(3)有进行性的脑实质病变者。

三、手术步骤与技术要点

手术步骤同一般开颅术,术前设计好头皮切口,骨窗大小。此手术在气管插管麻醉,皮层脑电监测下进行。

1. 首先在软膜上烧灼一小区域,用 11 号刀片或皮下针切开皮层制作进入点,以便插入切割器械。

2. 脑回中央为进入点,横切刀自入点进入 2 次,分别向相反方向横切。

3. 为了避免穿刺到白质及损伤血管,刀刃的长度设计为 4~5mm,不主张应用特别锋利的切割刀。

4. 为了达到脑沟深部皮层的切割,偶尔也可应用稍长及角度更大的切割器。

5. 切割时垂直皮层表面,每隔 5mm 切割一道。

四、疗效与预后

MST 手术有效率在 45%~90% 之间,基础与临床试验均显示 MST 治疗局灶性癫痫的疗效毋庸置疑,但这种技术有一定难度,可导致软膜下出血,术后粘连及远期皮质囊腔样改变等并发症。这种技术历史不长,有许多问题尚待解决,此方法临床应慎重应用。

第三节 低功率电凝皮层热灼术

脑皮层电凝热灼术(electro-coagulation on cerebral cortexes)是一种热损伤手术技术,目的是毁损癫痫灶,减轻与癫痫皮质相关的癫痫发作。该项技术是由我国神经外科专家栾国明教授首创。

一、解剖与生理机制

其机制与 MST 治疗癫痫的机制相同,即通过双极电凝器镊尖释放的热能损伤大脑皮质 Ⅰ~Ⅲ层内的水平纤维,从而切断癫痫异常放电向周围正常皮质同步化扩散的途径,减轻癫痫发作。

二、手术适应证与禁忌证

1. 适应证

(1)致痫灶位于功能区或波及功能区。

(2)致痫灶切除后,周围皮层仍存在放电。

(3)皮层广泛区域致痫灶,不适合切除性手术。

(4)与切除性手术联合应用。

2. **禁忌证**

（1）全身系统性疾病，不能承受开颅手术者。

（2）存在明确可切除癫痫灶。

（3）有进行性的脑实质病变者。

三、操术步骤与技术要点（图5-4）

1. 脑皮层电凝热灼术使用的器械为临床常用的双极电凝器。

2. 输出功率的间隔和作用时间要精确量化，使其功率输出可精确到0.25W，时间可精确到秒。

3. 在不同厚度的脑皮层区域，使用不同的输出功率和时间。

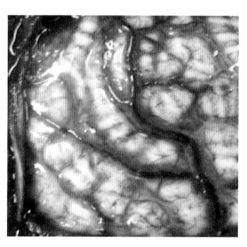

图5-4　低功率电凝热灼术中图片

4. 操作前先用温生理盐水湿润脑皮层，双极电凝镊的镊尖横行垂直脑回长轴。

5. 镊尖间距恒定，镊尖倾斜与脑皮层表面成45°角，输出功率为4~6W，热灼时间为1秒，每5mm热灼一道（宽度不要超过5mm）。

6. 根据不同部位的癫痫灶选择不同的输出功率和热灼时间，其热损伤可达到相应的皮层深度。产生与MST基本相同的治疗效果。

四、脑皮层电凝热灼术治疗癫痫的优势

1. 在显微镜直视下，手术操作在软脑膜外进行，可避免对较大的血管的损伤，并且热灼后的软脑膜血运在3~5分钟即可恢复。

2. 热灼时电凝镊尖的方向横行垂直于脑回的长轴进行，每间隔5mm热灼一道，等同于软膜下横纤维切割刀的使用。

3. 对脑组织的牵拉损伤小，热灼时不会出血。

4. 热灼时可根据脑皮层的厚度，调整相应的输出功率和作用时间，从而达到理想的热灼损伤。

5. 该手术耗时少，减少了脑组织外暴露的时间，相应减少了手术后感染概率。

五、疗效与预后

　　基础与临床试验研究均证实脑皮层热灼术为治疗癫痫的有效方法。文献报道切除致痫灶联合脑皮层电凝热灼术与单纯切除致痫灶比较,前者疗效显著。如果致痫灶明确,单纯热灼的短期有效率在 70% 以上,而辅助治疗(癫痫灶切除+热灼)短期有效率在 90% 以上,长期疗效还待进一步研究总结。

第六章　特殊的癫痫手术治疗

第一节　立体定向射频热凝术

　　射频热凝术(radiofrequency thermocoagulation,RF-TC)是通过在目标区域内置入射频电极,通过射频仪发出高频率电磁波,使射频电极靶区内电离子震荡摩擦产生热效应,电极周围的组织脱水、干燥继而产生凝固性坏死的手术技术,已经广泛的应用于临床。立体定向射频热凝术(stereotactic radiofrequency thermocoagulation,SRT)是在立体定向引导下毁损、破坏皮层下的致痫灶、阻断痫性放电的传播通路的方法,这项技术应用于难治性癫痫的外科治疗已历经了长期的发展过程。随着研究的不断深入以及大量临床资料的积累,如今其理论和手术方法日趋成熟。尤其是近年来伴随着立体定向技术、神经影像技术、神经电生理监测等技术的高速发展与完善,癫痫灶的精确定位和疗效明显提高。SRT 有定位精确、手术创伤小、术后恢复时间短的优点,部分术式手术效果与传统开颅术效果相近。因此,该项手术治疗癫痫逐渐得到广泛的认同与推崇,成为难治性癫痫外科治疗的重要方法之一(表 6-1)。

表 6-1　不同立体定向毁损技术的优缺点比较

技术	优点	缺点
立体定向射频热凝术	副作用少,见效快,费用低	只能监测电极尖端温度,深部电极效果最好
立体定向放射治疗	非侵袭性	初次治疗后发作或死亡,癫痫意外的风险有一定增加,治疗效果延迟,可能有放疗损伤,放射剂量受限,费用高
激光间质热疗法	副作用少,见效快,磁共振实时引导;可巩固消融灶	费用高/一次性

一、SRT 治疗颞叶内侧型癫痫

(一) 边缘系统

　　边缘系统与颞叶内侧癫痫的发生和发展密切相关,其结构和功能非常复杂,内部组织结构间存在丰富的纤维联系,并与皮层和脑干等结构有着广泛的结构和功能上的联系,从而形成不同程度的环路系统。边缘系统在功能上主要与内脏功能的调节、情绪行为反应及记忆功能有关。边缘系统对内脏活动的影响主要是通过下丘脑来实现的。在病理情况下,例如颞叶内侧结构的硬化,边缘系统环路在异常脑电活动的形成、放大和扩散中起重要作用。内嗅皮层、杏仁核、海马是边缘系统中极其重要的结构,在颞叶内侧型癫痫的产生起着关键的作用。

1. 立体定向毁损颞叶内侧的关键结构

（1）内嗅皮层位于钩回区,并围绕杏仁核前内侧和下方的部分区域形成扇形,可延伸至嗅沟腹侧或侧副沟嘴部的内侧;在海马旁回中达海马体后部水平。

（2）杏仁核主要位于颞角尖部的前上方,其下缘位于颞角尖的上方 2~3mm 处,为一卵圆形的灰质块,其最大长、宽和高度分别为 14mm×11mm×9mm。

（3）钩回位于杏仁核内上方,为一类圆形的灰质结构,直径约为 15~20mm,由颞叶内侧面凸向大脑脚前方。

（4）海马（hippocampus）又称 Ammon 角,形似海马。在颞叶新皮质的发育过程中,海马经由海马沟被挤到侧脑室颞角的底壁和内侧壁上,并凸向颞角内,它呈一个弓状隆起,分头、体和尾部,围绕着脑干周围,其长约为 40mm,宽约为 15~20mm。

2. 立体定向颞叶内侧结构毁损的靶点 分别对杏仁核、钩回、海马头和体部（覆盖了内嗅皮层）进行联合毁损。

（二）手术适应证和禁忌证

1. 适应证 ①一侧颞叶内侧型癫痫;②双侧颞叶内侧型癫痫一侧为著;③不能耐受、接受直接开颅手术或全身麻醉;④患者及其家属知情、愿意接受该手术治疗。

2. 禁忌证 ①患者一般情况差,有严重的肝、肾、心、肺功能衰竭者;②脑部有明确的病灶,直接手术可以切除者;③未进行术前综合评估,未获得治疗小组同意者。

（三）手术步骤及技术要点

1. 局麻下安装头颅立体定向框架,框架基线与眶耳连线平行,经过或低于此线。

2. 靶点定位和穿刺通道的选择

（1）采用组织分辨率高、灰白质对比度强的头颅 MRI 扫描来定位（1~3mm 薄层,0 间距扫描）。

首先,在矢状位、冠状位及轴位 MRI 成像上依照解剖毗邻关系和灰白质对比能分辨出颞叶内侧结构（杏仁核,钩回,海马头和体部）。然后,经中线旁枕入路,沿海马头体部的中央长轴穿刺到达海马头部（海马穿刺通路）;经中线旁额入路,分别沿杏仁核和钩回的中央长轴穿刺到达杏仁核和钩回的底部（杏仁核穿刺通路）。

（2）MRI 或 CT 扫描,确定 AC-PC 线,采用脑解剖坐标值的定位方法。

1）海马毁损靶点坐标值

前方的毁损靶点坐标值:$x=18\sim24mm,y=-0.5\sim2.0mm,z=-18mm$

后方的毁损靶点坐标值:$x=18\sim26mm,y=-19\sim21mm,z=-3\sim3.5mm$

2）杏仁核毁损靶点坐标值:$x=21mm,y=8mm,z=-13.5mm$

3. 在手术室采取仰卧位,局麻、按手术计划头皮处纵向切开及钻颅,切开硬膜,电凝皮层。

4. 立体定向深部电极脑电监测。

5. 验证靶点 可通过电阻抗测定、微电极测定、电刺激和可逆性毁损观察验证靶点是否准确。

6. 沿杏仁核、钩回、海马各自穿刺通道,连续、密集的对杏仁核、钩回、海马头和体部进行毁损。应注意既要造成合适的毁损灶体积,又要避免损伤到其他结构。

7. 术中深部电极复查毁损后痛性放电改善情况,必要时扩大毁损范围。

8. 术后复查 CT 或 MRI。

(四)对手术医生、辅助人员和设备要求

1. 对手术医生和辅助人员的要求 应该成立以立体定向功能神经外科及神经内科和小儿神经科医生为主体,并有神经电生理、影像学、心理学、射频温控热凝仪的技术人员和具有专业经验的手术室人员及护理人员参与的治疗团队。术前对患者进行全面评估,制定手术方案,包括术中神经电生理进行监测,手术治疗、围手术期治疗、护理和术后随访等。

2. 设备要求

(1)具备、符合开展癫痫外科治疗的基本要求。

(2)立体定向仪:目前国际通用的立体定向仪,可以安全地在 CT、MRI 引导下实施立体定向手术,靶点定位精度高。临床常用的定向仪有:Leksell 定向仪;改良 CRW 定向仪等。

(3)射频温控热凝仪:临床常用的有瑞典 Leksell Nuero Generator 射频仪、美国 Radionics 公司的 RFG-3CF 射频仪。由于立体定向射频温控热凝仪制作的毁损灶与其连接的热敏电极针裸露针尖长短、粗细有明显关系,因此,热敏电极针粗细、长短规格有多种(针尖直径 0.7~2.1mm,长度 2~10mm)供临床选择。根据靶点不同选用不同直径的热敏电极针,以确保手术安全、有效,避免产生严重并发症。

(4)深部电极和电生理监测设备:术中脑电图监测仪,深部脑电监测时用多级粗电极或亚微电极。安装参考电极和接地电极。

二、其他核团 SRT 治疗癫痫

(一)Forel-H 区 SRT

动物实验研究发现,毁损 Forel-H 区可以抑制实验性癫痫模型,故认为从豆状核到黑质的苍白球传出纤维是癫痫传导的必经之处,也是癫痫发作传导纤维最集中的部位。作为一种阻断癫痫冲动传导路径的手术方法,Forel-H 区毁损术适用于局灶性癫痫或者全面性癫痫影响生活、智能和行为者,或癫痫灶位于重要部位,不能开颅切除致痫灶者。

由于 Forel-H 区解剖范围狭小,且临近重要结构,术中应特别注意准确定位,并应用电生理技术验证。毁损灶应控制在直径 5mm 以下,射频温度不宜超过 65℃。术后可能出现眼球震颤、单/偏瘫、平衡障碍及语言障碍等,大多在 1~7 天内恢复,偶有长期不愈者。手术可选择异常放电较明显的一侧。对于双侧或多病灶患者,不宜双侧同期手术,但可间隔 1 年以上施行对侧手术,或者与其他靶点联合手术。

Forel-H 区的中心毁损坐标值:$x=8mm, y=-2mm, z=-4mm$。

(二)穹窿 SRT

穹窿毁损术能够阻断来自海马区的颞叶癫痫放电扩散。手术时可以在穹窿处做 1~3 个毁损灶,或者行双侧的毁损术,毁损直径约 6mm。该毁损术可以与前联合毁损术联合应用。穹窿毁损术适用伴有攻击行为、自杀、精神运动性障碍的儿童颞叶癫痫。

穹窿毁损坐标:在前联合上后方(具体参阅有关立体定位脑图谱)。

(三) 内囊前肢和后肢 SRT

此手术目的在于阻断额叶至脑干等结构的联系和异常放电的发放通路,适用于治疗全面性癫痫发作。由于内囊是运动和感觉纤维集中之处,毁损术往往导致不同程度的运动和感觉障碍,有时遗留永久性偏瘫。

内囊前肢毁损靶点坐标:$x = 17 \sim 19mm$,$y = 22 \sim 24mm$,$z = 0mm$

内囊后肢需要选择三个靶点,其坐标分别为:①$x = 12mm$,$y = -3mm$,$z = 5mm$;②$x = 15mm$,$y = -3.5mm$,$z = 5mm$;③$x = 17mm$,$y = -8mm$,$z = 5mm$(上述 2 个靶点坐标值,要结合个体三维 MRI)。

(四) 扣带回 SRT

扣带回毁损术时毁损灶体积过大易引起扣带回综合征,表现为无动缄默、大小便失禁、反应淡漠,甚至出现高热死亡。

扣带回毁损靶点坐标:$x = 5 \sim 10mm$,$y = $侧脑室前脚后方 $10 \sim 20mm$,$z = $侧脑室上方 $2 \sim 10mm$。

(五) 隔核 SRT

手术中可以行电刺激验证靶点坐标,如果出现回忆反应、愤怒反应或性行为反应则说明靶点位置正确。隔核毁损坐标:$x = 3mm$,$y = AC$ 点的前方 $5mm$,$z = 0 \sim 2mm$。

(六) 疗效与预后

立体定向毁损治疗癫痫的疗效国内外学者报道不一,癫痫发作完全控制的比例为 $22.5\% \sim 43.5\%$,有效率达 $60\% \sim 93\%$,其治疗效果取决于能否完全毁损癫痫的起源或/和传播途径。对于致痫灶位于脑深部或邻近脑重要结构,立体定向毁损术能发挥其损伤小、定位准确、操作简单等优势;对于双侧半球多个致痫灶引起的癫痫,采取多靶点联合毁损能取得良好的治疗效果。

三、立体定向脑电图引导的致痫灶射频热凝术

立体定向脑电图(stereoelectroencephalography,SEEG)是一种利用立体定向技术微创置入颅内深部电极,监测脑电信号的方式,近年来逐渐在癫痫致痫灶定位和脑网络研究等领域发挥重要作用。将 SEEG 与射频热凝设备结合,选取 SEEG 电极上的触点作为射频热凝工作电极,对脑深部的电极监测区域进行热凝毁损,称为 SEEG 引导的射频热凝术(radiofrequency thermocoagulation,RF-TC),是对现有 SEEG 技术的一种拓展。

(一) SEEG 引导的 RF-TC 适应证

RF-TC 适用于 SEEG 评估后确定不适合切除性手术的药物难治性癫痫患者,尤其是功能区的皮层发育不良或者致痫病变累及双侧大脑半球。

(二) SEEG 引导的 RF-TC 手术步骤及操作要点

1. SEEG SEEG 适用于非侵袭性检查不能明确定位致痫灶的患者,需按预先设定的脑网络假说植入颅内电极。

(1)术前磁共振扫描,扫描序列及参数如下:3D-T1 轴位,矩阵 560×560,体素 0.46mm×0.46mm×0.9mm,1~3mm 无间隔扫描;根据情况完善结构 MRI、fMRI、弥散张量成像、脑 CT、CT-PET 等检查。

（2）完善脑血管造影,重建 3D 影像。上述数据与 3D 数字减影融合后在全麻下避开血管植入 SEEG 电极,并用螺帽固定在颅骨上。

（3）复查 3D-MRI,并与术前计划配准。

（4）患者复苏后开始监测视频脑电图,记录足够数量的惯常发作,通过电刺激诱发惯常癫痫发作,定位皮层和皮层下的功能区。

（5）综合评估定位致痫灶（发作起始区和早期扩散区）;选择致痫灶累及功能区、致痫灶不局限（多灶、发作期双侧起始或不能定位发作起始区）或拒绝接受切除性手术的患者实施 RF-TC。

2. RF-TC EEG 记录结束后、电极移除前开始实施 RF-TC。

（1）局麻下实施 RF-TC,热凝时同步记录 EEG。

（2）选择相邻的电极触点作为热凝电极时,发作起始、早期扩散累及电刺激诱发出惯常发作的电极触点作为热凝灶,热凝时需避开重要功能区和邻近血管的触点（距离间隔大于 2mm）。

（3）将选定的电极对与射频仪相连,在 60 秒内功率从 1.5W 逐渐升至 8.32W,根据阻抗调整电流,通常 25mA,确保脑组织温度在 78~82℃,热凝时间约 40~50 秒。

（4）热凝完毕后移除电极,一般术后 1~2 天出院。

（三）SEEG 引导的 RF-TC 的优点

1. 对患者损伤小。SEEG 的电极触点既可监测脑电信号也可实施热凝术,无需二次手术置入热凝电极;热凝效果好的患者,可免除二次手术的痛苦。若效果不理想,仍可进行开颅致痫灶切除术。

2. 医生可以实时得到脑电信号的反馈。SEEG 电极可在热凝前辅助选择毁损靶点,热凝时可监测相邻区域脑电信号,热凝结束后及时检验治疗效果。

（四）SEEG 引导的 RF-TC 的缺点

1. 对设备和技术的要求较高,仅能在部分医院开展。

2. 临床观察病例数量少,随访时间不够长,疗效尚不确切。

（五）影响 RF-TC 安全性和有效性的因素

1. 毁损区域的温度不应过高（不超过 90℃）,以免出现组织碳化或电极触点粘连。

2. 射频发生设备与 SEEG 电极能兼容,能正常工作。

3. 毁损区域内不同位置的温度应当可控,保证在热凝过程中该区域内的组织都完全热凝。

4. 毁损区域的边界范围应当可控或可预测,SEEG 引导的 RF-TC 临床报道中,通常选用 SEEG 上相邻的触点作为工作电极,以保证组织毁损灶内各个区域都被完全热凝。

5. 充分掌握热凝时间:恰当的热凝时间是保证毁损灶内组织都被充分热凝的前提,热凝时间过短会导致毁损灶内距离电极较远的组织达不到热凝温度,或热凝不充分。从已有的临床报道中,热凝的持续时间一般几十秒,不超过 1 分钟。

（六）其他注意事项

设计毁损灶时应当注意毁损区域附近血管热沉没效应的影响。毁损灶内的血管在热凝过程中会随着其内血液的流动迅速带走一部分热量,导致血管周围的组织热凝不完全,称为热沉没效应。热沉没效应不但影响毁损灶内组织的温度,还会影响毁损灶的大小和形状。

EEG 引导的 RF-TC 作为两种成熟技术的融合,在原理上是完全可行,但临床上报道的病例数量较少。近两年随着 SEEG 技术在癫痫定位诊断中的应用日趋广泛,临床医生的注意力再次集中于这一技术。有研究报道毁损后持续无发作的比例为 18.0%,总体有效率可达 28.1%,并且发现 MRI 阳性(磁共振上存在病灶、海马硬化等)的患者效果较好。此外,患者年龄和病灶内毁损靶点的数量与癫痫无发作有相关性。

因此,对于需要 SEEG 评估的局灶性癫痫患者,射频热凝可能是有效的治疗方法之一。若能达到无发作或明显改善的患者可以避免开颅或其他姑息性手术。MRI 阳性患者治疗效果更好。

第二节 磁共振引导下立体定向激光消融术

磁共振引导下立体定向激光消融术(magnetic resonance-guided stereotactic laser ablation,MRGSLA)又称磁共振引导的激光间质热疗法(MRI-guided laserinterstitial thermal therapy,LITT),这项技术在 2007 年 7 月被美国 FDA 批准用于治疗脑部疾病,直到 2012 年才得以在癫痫外科手术应用。现已在各种癫痫病变中尝试使用,如海马硬化、灰质异位、结节性硬化、脑室旁肿瘤或异位小结节、下丘脑错构瘤、海绵状血管瘤、中枢神经系统肿瘤及放射性坏死等,为致痫灶范围较大、形状不规则或位置较深、多发致痫灶的癫痫患者提供了新的治疗方法。

(一) MRGSLA 手术步骤及操作要点

激光消融设备利用带绝缘套管的二极管激光器加热释放射线的纤维导管,以达到治疗病变或致痫灶的目的。激光消融术实施过程如下:

1. 安装立体定向头架后进行 MRI 扫描,将扫描资料传入手术计划系统。
2. 设计手术靶点及手术入路,避开重要功能区、血管和脑室。
3. 全麻下,在预先计划的患者头颅骨上切开头皮、钻孔后通过立体定向系统(包括无框架定向系统、机器人定向系统或传统立体定向的框架系统)沿着计划入路置入探针至靶点;治疗颞叶内侧型癫痫时一般从枕叶沿海马长轴入颅。
4. 通过探针将可释放射线的纤维导管和冷凝管送达手术靶点,并通过磁共振热影像技术监控脑组织温度,精确计算消融面积,在实时磁共振成像和脑电图引导下彻底毁损致痫神经元。自动设置的安全点可防止靶点外的区域受到过度热损伤或消融。
5. 消融结束后退出纤维导管和冷凝管,移除套管。缝合头皮,手术结束。

(二) MRGSLA 的适应证

继发于以下疾病的药物难治性癫痫患者可考虑 MRGSLA:

1. 下丘脑错构瘤
2. 海马硬化
3. 累及岛叶的皮层发育不良
4. 胼胝体切开术
5. 结节性硬化症
6. 脑室旁肿瘤

(三) MRGSLA 安全性和有效性

由于病例数量相对较少,目前尚无足够的证据肯定 MRGSLA 在癫痫治疗中的安全性和有效性。根据现有的研究认为 MRGSLA 的短期疗效与传统开颅手术相当,颞叶内侧癫痫患者预后较好。若患者癫痫发作仍难以控制,可考虑重复消融或再行切除性手术。MRGSLA平均手术时间和住院时间虽然明显短于传统开颅手术,此方法无感染、出血或意外的神经损伤等并发症发生,对认知或行为上有问题的儿童患者或其他不能耐受开颅手术的患者"开启了大门",因为其具有侵袭性小、恢复快速、疼痛轻的特点,引起的脑组织破坏较小,而且可改善患者的认知能力。尽管 MRGSLA 的优点较多,但可能不会完全取代传统手术,"开颅手术仍是金标准,MRGSLA 目前没有任何可表明远期疗效更佳的数据",但是对于不能耐受开颅手术或可能想先试试这种术式的患者来说,这可能是一种选择。更好的适应证和最佳的消融范围还有待于进一步验证。

第三节　立体定向放射治疗

1951 年瑞典的 Leksell 教授首先提出放射外科学的概念,设想利用立体定向技术,使用大剂量的高能光子束一次性摧毁靶点组织,并将此项治疗方法命名为立体定向放射外科技术。相应对于神经系统的放射外科也被称为立体定向放射神经外科(stereotactic radioneurosurgery,SRS),即根据立体定向原理,对颅内的正常或病变组织选择性地确定靶点,使用一次大剂量窄束伽马射线精确地聚焦于靶点,使之产生局灶性破坏而达到治疗疾病目的的学科。由于放射线具有在靶区汇聚剂量高,而周围剂量迅速递减的分布特性,使靶区周围组织几乎不受放射线的损害,其毁损靶区类似于手术刀样切除,所以形象地被称为"伽马刀"。立体定向放射神经外科疗法和传统的放射疗法有着本质的区别,后者是利用肿瘤组织和正常组织对放射线的敏感性不同治疗疾病,正常组织同时受到大剂量照射,因此传统的放射治疗设备精度远远不能适应立体定向放射神经外科的需要。

SRS 治疗药物难治性癫痫早有报道,具有定位精确、对周围组织损伤小、疗效好、安全、无创等优点。近年随着神经影像学、神经电生理的发展,治疗病例明显增多,成为药物难治性癫痫外科治疗的重要手段。

(一) SRS 治疗的机制

SRS 治疗药物难治性癫痫的确切机制还不十分清楚,目前形成了几种假说。①射线对致痫神经的传导阻滞:在动物实验中发现脑组织反应性星形细胞减少,大量树突缺失,导致癫痫神经元传导阻滞;②致痫神经元对放射高度敏感学说:射线使致痫神经元有突触新生物形成,且新生物形成也导致对致痫神经元传导阻滞;③致痫神经元兴奋性降低:发现局部照射脑组织后,最初为谷氨酸脱羧酶和胆碱乙酰化酶的变化,之后为抑制性氨基酸变化,从而引起兴奋性下降;④致痫神经元的直接破坏作用:放射外科可以产生致癫灶细胞的程序性死亡和放射性坏死,类似于病灶切除而达到抗药物难治性癫痫作用,认为较低剂量的射线同样可引起放射性坏死;⑤射线影响神经元或神经胶质细胞膜离子通道的功能。

（二）开展SRS治疗的条件要求

1. 人员要求 癫痫的SRS治疗具有很强的专业性,系统开展该专业需要有一个以神经内、外科医生为主体,并有神经儿科、神经电生理、影像学、心理学、放射物理师、放射技师等多学科人员参与协作的治疗小组。以便从各自专业领域和不同角度,对患者进行全面评估、实施治疗。

医学物理师是放射治疗中不可或缺的重要成员。医学物理师和临床医生配合,一起建立并不断完善临床计量学步骤,对患者治疗前的全部准备工作及施治过程有条不紊地,各环节配合默契地进行。了解并掌握各类辐射测量手段,主要是电离室、热释光、半导体、胶片计量学方法,在新设备安装验收后按规程准确刻度计量以及用3D或人形体模测量各种必要的临床数据,能借助人形体模或患者自身实测临床计量。建立严谨、实用的QA-QC规程。同时做好放疗部门各治疗机及工作人员的辐射防护事宜。

2. 设备要求

（1）基础要求

1）神经电生理设备的要求:具有符合国家质量标准的脑电图设备,至少有32-64导联以上的装置。掌握蝶骨电极的应用。具有录像脑电监测设备,能够完成长程脑电图的监测。

2）神经结构影像学设备:具有头颅CT和MRI设备,并能够完成头颅特殊序列成像要求。

3）神经功能影像学的要求:最好能够进行SPECT(发作期和发作间歇期)、PET的检查,或者至少能够获得该两种检查结果中的一种设备。

4）伽马刀或X-刀治疗计划系统及各种定位影像与伽马刀计划系统的网络传输、图像识别技术。

（2）辅助要求——癫痫加强监护病房:对癫痫持续状态的患者进行加强监护,能够进行头皮和颅内电极脑电图监测以及癫痫术后等患者的加强监护。同时配备有丰富专业经验的护理人员。监护室内要定期消毒、隔离,避免手术后患者发生颅内感染。在常规的重症监护、抢救设施和药物以外,视频脑电图的监测镜头设置要合理,以使癫痫发作时的所有临床表现被记录下来,尤其是面部、眼睛等具有定侧、定位意义的部位能看见。在病床周配置癫痫发作报警系统,一旦有癫痫发作等意外情况,能使工作人员迅速到位,保证监测的准确性和患者的生命安全。

（三）SRS治疗的适应证与禁忌证

适应证:伴有病变的药物难治性癫痫,如动静脉畸形、海绵状血管瘤、下丘脑错构瘤、海马萎缩和硬化伴发的颞叶内侧型癫痫、脑肿瘤、脑灰质异位等;慢性药物难治性癫痫、致痫灶定位明确,并经脑电图、正电子发射线体层摄影、脑磁图以及颅内植入电极记录等证实者。

相对禁忌证:进行性内科或神经科疾病,严重的行为障碍,严重内科疾病,病灶对侧半球记忆功能障碍,术前检查因行为和智力障碍不合作的患者,与发作期无关的活动性精神病。

绝对禁忌证:不能确定致痫灶部位的全面性癫痫发作,不影响生活的药物治疗效果好的癫痫发作患者。

（四）SRS 治疗的术前评估

1. **靶区的设定**　药物难治性癫痫的 SRS 治疗,以消除癫痫病灶及阻断癫痫放电的扩散途径效果最佳。SRS 治疗靶区应包括:病灶、致痫灶、癫痫放电的扩散途径。

致痫灶定位

致癫灶的定位方面主要考虑以下问题:①临床症状,包括神经心理学检查;②电生理检查、脑电图、视频脑电图;③解剖影像学检查:CT、MRI、MEG;④功能影像学检查、PET、SPECT。最好以上指标均出现阳性且互相吻合。

2. **辅助靶点的选择**　依据癫痫电网络传导概念,在整个癫痫网络传导系统中癫痫放电起始点为重要的"扳机点",即为脑立体定向手术毁损的靶结构。一般根据病情可分为毁损某一个结构或两个以上的靶点,合理的靶点组合,已成为癫痫治疗的发展趋势。

（五）SRS 治疗的手术步骤及技术要点（以伽马刀为例）

1. 治疗术前 30 分钟予以患者镇静药物肌注,患者全身不可佩戴金属物品,摘除假牙,应向患者解释治疗全过程,以达到尽可能的配合。

2. 安装立体定向框架,定位扫描。

3. **伽马刀治疗规划的具体设计**　将病灶定位的影像学资料输入计算机工作站,在每张图像上勾画出病灶的边界和颅内重要结构的轮廓如视觉通路、晶状体和脑干等。根据病灶性质、形态、体积、位置、相邻结构等,选用恰当数目的大小不同的准直器,尽可能包括治疗的病灶范围,给予治疗区域理想的治疗剂量,同时使非治疗区域受到尽可能小的照射剂量。通过反复调整照射靶点的位置、权重准直器的大小、靶点数目,直至得到一个最满意的治疗规划。

4. **伽马刀治疗的剂量**　目前主张采用低剂量（10～20Gy）照射,同样可以达到治疗效果,且不会出现放射性脑组织的坏死。采用低放射量照射的有效性是基于动物试验资料揭示的非损毁性机制,即由于神经细胞的可塑现象,使其异常的电活动,通过小剂量放射线照射加以抑制。

伽马刀治疗普遍采用的靶点、剂量为:①杏仁核、海马:50% 曲线,周边剂量 15～25Gy;②胼胝体:全长或部分毁损,用 4mm 准直器,中心剂量 80～100Gy;③皮层有局限癫痫灶者,采用 50% 曲线,10～15Gy 低剂量照射。

5. **伽马刀治疗的实施**　根据治疗规划方案,由医生和技术人员执行治疗方案,仔细核对治疗规划数据,治疗过程中实时监测患者和设备的情况。整个伽马刀的定位和治疗过程中如有框架脱落,需重新安装定位,改变治疗计划。

（六）癫痫 SRS 术后的综合治疗与评估

1. **术后的综合治疗**　SRS 控制药物难治性癫痫发作,通常存在作用延迟,即治疗后,随时间延长,癫痫的发作频率、程度和发作时间逐步减少。在 AVM 和颞叶内侧型癫痫中,作用延迟一般为 9（8.5～15）个月,海绵状血管瘤的作用延迟为 6（0～9）个月,下丘脑错构瘤的作用延迟在 28 个月以上。

文献报道少部分患者在治疗后有放射诱发的水肿,可出现偏瘫及言语损伤,一般能完全恢复;治疗后近期内有一过性癫痫发作频率升高的情况;无治疗所致的永久神经功能障碍症状,无致残和死亡现象发生。

2. **术后评估(见第九章)** 术后对癫痫控制情况评估,普遍的采用 Engel 标准。另外,南京军区总医院谭启富等提出的"国内标准",具有简单、易行的优点,有利于手术后随访、对比。有关疗效评估的时间,公认为手术后至少一年期为准。

SRS 治疗药物难治性癫痫无严重副作用,可以作为手术治疗药物难治性癫痫无效的一个补充治疗措施。虽然长期疗效尚有待进一步观察,相信在药物难治性癫痫治疗的领域里是有广阔前景的。

第七章　神经调控治疗癫痫

第一节　迷走神经刺激术

一、解剖及生理要点

迷走神经位于颈动脉鞘内,颈总动脉及颈静脉之间,是行程最长、分布范围最广的脑神经。传出神经纤维起源于脑干疑核和迷走神经背核,主要支配咽喉的横纹肌和胸腹的大部分内脏器官。传入纤维成分占迷走神经纤维的80%,大部分止于脑干孤束核,并通过孤束核向丘脑、边缘系统和大脑皮质等结构进行投射,这使迷走神经刺激可以作用于全脑,提高全脑的抑制水平,因而成为迷走神经刺激术(VNS)治疗癫痫理论根据之一。

二、适应证及禁忌证

1. 适应证

(1)药物难治性癫痫,全面性放电,或无法明确定位癫痫灶,故不适合切除性手术治疗的患者。

(2)药物难治性癫痫,自身条件不适合开颅手术或拒绝开颅手术的患者。

(3)已行脑部手术治疗癫痫,疗效不满意或手术失败,不能再次行脑部手术的患者。

2. 禁忌证

(1)迷走神经有切断史。

(2)严重的胃十二指肠溃疡病史及糖尿病史(相对而言)。

(3)严重的心律不齐病史(相对而言)。

(4)排异体质,不能耐受异物植入。

三、手术步骤及技术要点

1. 体位　仰卧位,左肩略垫高,左上臂外展,暴露腋前线,头偏右转45°,头顶向下15°。

2. 切口　左颈部甲状软骨下缘水平,跨胸锁乳突肌前缘取3cm长的横形切口;左腋前取约4cm长的纵形切口(图7-1)。

3. 显露神经　打开颈阔肌,将胸锁乳突肌自其前缘向外侧牵开,打开颈深筋膜及颈动脉鞘,向两侧分别牵开颈内静脉及颈内动脉,显露左侧迷走神经干。辨别并游离迷走神经干约3cm长,显微镜下操作,避免损伤迷走神经。

4. 缠绕电极　将螺旋型刺激电极分别缠绕于左迷走神经干上。保证固定端位于近心

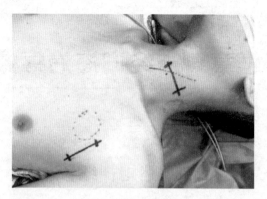

图 7-1 体位及切口

端,电极位于远心端。延长导线分别固定于深肌筋膜及肌肉上(图 7-2)。

5. **置放脉冲发生器** 左腋前线的上端作 4cm 长的纵形切口,向上内锁骨下,于皮下与胸大肌浅筋膜之间游离形成一囊袋,利用皮下通条将刺激电极的尾线导入囊袋内并与脉冲发生器相连接及锁定。上述各切口一一缝合,手术结束(图 7-3)。

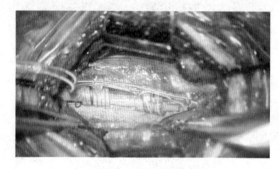

图 7-2 缠绕电极

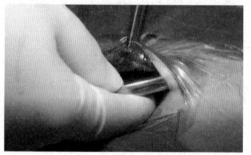

图 7-3 连接 IPG

6. **系统检测** 录入患者姓名及植入日期,测试阻抗正常范围。

7. **术中注意要点** 术中寻找迷走神经主干的重点是寻找识别颈动脉鞘,打开颈动脉鞘后注意保护颈动静脉,防止损伤。迷走神经干暴露长度要充分,以利于显微操作。迷走神经外包裹的纤维层需清除,以减小阻抗。固定电极的卡子需包埋在胸锁乳突肌深部,防止位置过浅造成皮肤磨损破溃,导致感染。

四、术后并发症及处理

术后并发症常见的多为声嘶、咽痛、呛咳以及吞咽困难,多轻微并且可逆。切口感染是严重的并发症,多需要移除植入设备。因此,手术过程要无菌操作,注意切口护理,严格预防感染。

五、预 后

迷走神经刺激治疗药物难治性癫痫为姑息性治疗,为药物治疗的辅助手段。目前综合文献报道,其有效率(发作频率减少>50%)一般在 45%~65% 之间。已证明 VNS 治疗时间越长,癫痫控制效果越好,治疗五年以上癫痫完全缓解率为 6%,同时患者生活质量有显著提高。

第二节　大脑皮质闭合环路反馈刺激治疗难治性癫痫

大脑皮质闭合环路反馈刺激可能是未来治疗癫痫最合适的方法之一。治疗原理:临床研究发现,皮层电刺激可以终止发作后放电,干扰同步化放电,在异常脑电事件发生的早期给予电刺激可以终止事件发生。闭合环路反馈刺激由 1~2 枚颅内电极和脉冲发生器构成,其中颅内电极主要负责收集脑电信号及发送电刺激,脉冲发生器能够分析脑电信号,自动识别发作前脑电信号时立即释放电刺激来中止发作。根据患者病情不同,可以单独放置 1~2 枚皮质电极或深部电极,也可以将皮质电极和深部电极组合使用。同时脉冲发生器可以添加每个患者发作前脑电信号特征来增加发作的识别率以达到控制发作的目的。

一、适应证和禁忌证

1. **适应证**　①药物难治性癫痫;②只有 1 个或者 2 个局灶性致痫灶;③致痫灶临近或位于功能区;④癫痫发作灶位于深部,手术难于切除;⑤家人或监护人能够分辨患者的发作并记录发作情况。

2. **禁忌证**　①儿童时期颅骨未发育完全;②广泛性脑病伴有多发(超过 2 个)独立致痫灶;③高龄伴脑萎缩,埋藏电极易导致慢性硬膜下出血。

二、手术操作要点

1. 气管插管全身麻醉;据术前的致痫灶定位,在神经导航的引导下将条状电极或深部电极准确置入致痫灶的中心区域,牢靠固定电极(固定装置)。

2. 按脉冲发射器的大小切取相应的颅骨骨槽(外板和骨松质),随后安装并固定脉冲发射器。

3. 将电极与脉冲发射器连接,检测设备是否工作正常。

4. 术后即刻复查头颅 CT 确认电极位置,若电极位置有明显移位,需要重新放置。

5. 术后 10~14 天后开机,初始刺激参数为:脉宽 200ms、间隔 100ms、电流强度 8mA;以后根据发作症状调整参数以及发作脑电图的识别模式,调试时间间隔不少于 28 天。

第三节　丘脑前核深部电刺激治疗难治性癫痫

经研究证实,丘脑前核(anterior nucleus of thalamic, ANT)结构较小,其传出纤维投射至边缘系统,最终广泛影响大脑皮质,以往的立体定向毁损手术能够控制部分癫痫发作。高频刺激 ANT 能中止皮层癫痫样放电,低频刺激 ANT 可诱导痫样放电或使放电同步化。

一、适应证和禁忌证

1. **适应证**　①药物难治性癫痫;②双侧半球起源的癫痫;③部分性癫痫,但需排除单独致痫灶起源;④手术失败后的难治性癫痫;⑤家人或监护人能够分辨患者的发作并记录发作情况。

2. **禁忌证** ①有进行性神经功能损害或全身性疾病;②年龄小于16岁的儿童、青少年和大脑发育未完善者。

二、手术步骤及技术要点

1. 局麻后安装脑立体定向框架,框架基底平面(X平面)与听眦线呈10°角,前端向上倾斜(与AC-PC线平行)。

2. MR定位扫描(1R-FSE序列+标准T2序列)层厚2mm,建议同时行CT扫描并进行图像整合以减少漂移。ANT参考坐标位置,大脑原点后方5mm,上方12mm,中线旁开5mm。

3. 神经导航规划手术路径,避免通过脑沟和血管。电极通过额部较少血管区进入并沿侧脑室后部到达ANT。保证电极四个触点均位于脑实质内,电极触点宽1.5mm,间距1.5mm。试验刺激有无不良反应,将电极固定于颅骨骨孔边缘(专用固定装置),临时缝合切口后进行MR检查以确认电极无移位(如有移动,需重新调整)。

4. 在全麻下将脉冲发射器植入锁骨下,连接电极与脉冲发生器,检测设备是否工作正常。

5. 术后10~14天开机,初始参数设置:频率90~130Hz,脉宽60~90ms,电压4V,连续刺激。

第四节 杏仁核-海马电刺激治疗药物难治性癫痫

海马是边缘网络系统的一部分,通过环路与穹窿和乳头体密切联系,然后到丘脑前部,扣带回,再通过扣带束到嗅觉皮质,最后返回到海马。高频电刺激产生的去极化抑制作用可使靶点区域的皮层出现抑制,从而达到减少癫痫发作的目的。

一、适应证和禁忌证

1. **适应证** ①双侧颞叶内侧癫痫;双侧颞叶癫痫同时累及颞叶皮层,不适应手术切除;②MRI未显示海马硬化、萎缩、增生等形态学改变,但脑电图及症状学有双侧颞叶受累的证据。

2. **禁忌证** 年龄小于14岁的儿童、青少年和大脑发育未完善者。

二、手术步骤及技术要点

1. 局麻后安装脑立体定向框架,框架基底平面与听眦线呈10°角前端向上倾斜(与AC-PC线平行)。

2. MR定位扫描(1R-FSE序列+标准T2序列)层厚2mm,建议同时行CT扫描进行图像整合以减少漂移。

3. 神经导航系统中规划手术路径,皮层入点位于枕部。沿着海马长轴把DBS电极的4个触点置于海马和杏仁核(每个电极触点长3mm,间距6mm,电极总长30mm)。使电极头端位于杏仁核内并避免进入脑室内。

4. 如果是双侧手术,植入第二根电极时由于之前已有脑脊液流失,常易发生偏移,容易进入侧脑室颞角,需特别引起注意。

5. 临时缝合切口后进行 MR 检查以确认电极有无移位(如有移动,需重新调整)。在全麻下将脉冲发射器植入锁骨下,连接电极与脉冲发生器,检测设备是否工作正常。

6. 术后 10~14 天开机,初始刺激参数:高频低强度刺激(频率 130Hz,脉宽 300μs,电压 1~3.5V)。

第八章　癫痫手术前后抗癫痫药的应用

参照《中华神经科杂志》2010年7月由中国抗癫痫协会专家组发布的"癫痫手术前后抗癫痫药应用共识",制定癫痫外科患者手术前后抗癫痫药的应用计划并实施。

此处转录该"共识"主体内容如下:

【基本原则】

1. 癫痫手术前后抗癫痫药应用,应参照2015年修订版"临床诊疗指南 癫痫病分册"(以下简称"指南"),并注意围手术期的特殊性,为患者制定一个对手术影响小、适于手术后长期应用的个体化的用药方案。

2. 对患者的用药教育应在手术前开始,手术后进一步对患者进行长期用药指导。

【手术前病史和抗癫痫药应用的了解与分析】

3. 手术前需要了解患者的病史和抗癫痫药应用情况。多数难治性癫痫患者的病程较长,使用过多种抗癫痫药,手术前应对患者的病史和治疗过程进行全面系统的复习和分析,首先要确定诊断,特别是发作类型、癫痫综合征和病因的诊断。进一步要对所有以往和当前使用的抗癫痫药逐一详细了解,包括既往用药情况、目前服用几种药、是否规律服药、服用了多长时间、服药剂量、服药后效果及不良反应等,为制定手术前后的治疗方案打下基础。

【手术前评估期间抗癫痫药的应用和调整】

4. **抗癫痫药调整的目的及注意事项**　通过减停抗癫痫药获得发作期的临床和脑电图资料是临床经常采用的定位诊断方法。目的是在视频脑电图监测时易于记录到典型的发作表现,为癫痫源定位提供依据,也为术后抗癫痫药的选择提供依据。以往的研究及临床经验已经证实,癫痫患者在长期应用抗癫痫药后,突然撤药可导致发作间期癫痫样放电频率增加、范围扩大,局部起源的发作快速继发全面性发作,或激活潜在的其他起源部位,产生新的发作表现。这些情况会影响癫痫灶定位的准确性,应尽量避免。有凝血功能障碍或肝肾功能异常的患者,最好在手术前两周调整对凝血功能有影响的药物,并给予对症治疗,以降低手术出血风险。

5. **调整抗癫痫药的方法**

(1)如在现有抗癫痫药治疗下发作频繁者,容易监测到自然的发作,可保持原来用药状态,不停药。

(2)对于发作无规律,或发作不频繁的患者,在视频脑电图监测一天取得基本数据后,为能监测到多次发作,可在充分告知、患者及家属知情同意的情况下,逐渐减少或停用抗癫痫药,以便于记录到发作。建议如下:

①单药治疗者,可以将现在所服用的剂量减少1/3,如3天内仍未记录到发作,再继续减药1/3,监测1~3天,如仍未记录到发作,则全部停药继续监测。

②多药治疗者,首先停用被评估为无效或可能加重无关发作的药物,或药物半衰期较短

的药物,观察 1~3 天,若未能记录到发作,提示该药对抑制发作可能作用较弱,术后不考虑再使用;然后撤下相对有效药物,如能记录到发作,术后可考虑继续应用该药。本方法优点是能通过逐个停药评价每种药物的相对疗效,为术后用药提供参考;缺点是可能需要较长的时间。

③多药治疗者也可参照①单药治疗患者的减药方案,每次将目前使用的抗癫痫药剂量减少 1/3,观察 1~3 天,记录发作。此方法的优点是简便,见效快;缺点是难以评价现用各种药物的相对疗效。

④骤然停用苯巴比妥及苯二氮䓬类药物,加重发作的可能性相对较大;减量过快,也可出现不典型的发作或新的发作类型,甚至出现癫痫持续状态,所以减量不宜过快。

⑤减停抗癫痫药后出现癫痫持续状态者,参照癫痫持续状态的处理方法。

6. 术前评估完成后如不能立即手术,应按本次评估重新确定的个体化方案重新开始抗癫痫药治疗。

【手术当日及术后四周内抗癫痫药的应用】

7. 手术当日,手术开始前一般不用抗癫痫药,并尽可能避免使用苯二氮䓬类或巴比妥类等可能影响术中脑电监测的药物,手术中应避免使用对脑电影响较大的麻醉剂。

8. 手术后当日需要使用抗癫痫药,优先选择注射用抗癫痫药。术后可以进食后即恢复口服抗癫痫药。

9. 手术后一周内,由于同时应用多种其他药物,如脱水药、激素、抗生素、神经营养药等等,药物间的相互作用比较复杂,制定用药方案时需要注意抗癫痫药不良反应、必要时监测血药浓度,尽可能选择与其他药相互作用少的药物。部分患者术后当日可能出现发作频率增加和/或发作形式改变,此时一般暂不改变抗癫痫药治疗方案,但应分析原因,予以相应处理。

10. 手术后抗癫痫药的选择,应遵循指南的基本原则,尽可能单药治疗。可根据患者术后的具体情况和测得的一些药物的血清浓度水平适当调整抗癫痫药的剂量。

11. 如手术后 2~4 周内仍有与术前同样形式的发作或出现新的发作类型,可根据发作类型、药物血清浓度、脑电图情况等因素,调整治疗方案。

【手术后抗癫痫药的减药和停药】

12. 原则上手术后 2 年或 2 年以上无发作(包括无先兆发作),可以考虑在医生指导下缓慢减停抗癫痫药。建议停药前复查长程脑电图,作为评估停药后复发风险的参考,当脑电图仍有明显的痫样放电时,不建议停药。单药治疗者减药过程持续 6 个月或更长时间;多药治疗者每次只减停 1 种药物,每种药物的减药过程至少持续 6 个月以上。

13. 手术后抗癫痫药的疗程还应该考虑到下列可能增加停药后癫痫复发的因素,根据情况适当延长抗癫痫药的治疗时间或长期服药:

(1)姑息性手术(胼胝体离断术、软脑膜下横切术、热灼术、病灶或癫痫灶不能完全切除者);

(2)癫痫病程长;

(3)脑内有弥漫性病变;

(4)影像学无病灶的部分性癫痫;

(5)颞叶以外的部分性癫痫;

（6）多灶起源的部分性癫痫；

（7）小儿年龄相关性癫痫性脑病（如 West 综合征、Lennox-Gastaut 综合征等）；

（8）脑电图有广泛性放电；

（9）术后出现与手术切除部位无关的新的发作类型。

14. 在减停抗癫痫药过程中或停药后短期内如出现癫痫复发，应恢复药物治疗和随访。在停药 1 年后出现首次复发时可以观察，如为偶然的发作，注意避免诱发因素，可以暂不应用抗癫痫药；如有每年 2 次以上的发作，根据临床诊疗指南重新开始抗癫痫药治疗。

第九章　癫痫术后的随访和再评估

一、参加随访专业人员的基本条件

癫痫外科工作的开展,必须具备一个由高素质、高度敬业、多专业成员组成的团队,而参与术后随访的人员也应该同样具备相应的资质,这主要包括有经验的从事成人和/或儿童癫痫病工作的人员(至少2年以上经验)以及能够熟练掌握神经心理学方法学的神经心理学专业人员(至少经过6个月的专业培训),对于术前那些已经存在精神障碍或术后有风险发生精神障碍的病例,尤其是颞叶切除的患者,随访人员还应包括经医疗机构认证的精神病学专业人员(或同等资格人员)。

二、术前评估是术后随访和再评估的基础

癫痫手术应该严格遵循术前评估的原则,这对于药物难治性癫痫患者来说是不难做到的,但是那些脑内有明确病灶的癫痫患者往往被忽略,不进行评估而直接切除病灶,这是不对的。事实上,这类患者单纯切除病灶,术后发生癫痫的概率非常高。术前评估的各项指标是术后随访的基本指标。通过手术前后对比来评价手术效果和患者的生存质量。

三、随访的基本内容

(一)术后癫痫发作控制情况的随访

1. 建议采用1998年6月在美国克利夫兰的第九届国际癫痫学会召开期间,Wieser HG等提议并通过的新的术后癫痫发作结果评价分类法。2001年这个新的分类法得到了国际抗癫痫联盟(international league against epilepsy, ILAE)通过,并在 Epilepsia 上发表,成为 ILAE 的官方分类(附录 F)。

2. 不推荐采用目前广为利用的 Engel 分类体系(附录 G)的原因:

(1)Engel 分类的结果不能在不同的癫痫中心之间进行客观比较。对于"有改善"一类较为含糊,不同癫痫中心有不同的理解和解释。有的以大于50%、60%或75%为标准,作为比较的基础标准也没有明确定义。另外,"有改善"一词也难以准确定义,因此,最好避免使用该术语。

(2)在抗癫痫药物实验中,越来越将癫痫发作减少大于等于50%作为观察的终点,为便于与之比较,术后的癫痫发作预后分类中,应该有发作减少大于等于50%一类。

(3)Engel 分类将癫痫发作完全停止者和仍有发作者混在一起,尽管 Engel IA 型中定义了癫痫发作完全停止的一类患者,但实际上,多数癫痫中心并没有报告这一亚型。因此,癫痫发作完全停止的实际患病人数仍不清楚。但这类患者显然是最重要的一类。应避免将有先兆的简单部分性发作癫痫与癫痫发作完全停止混为一谈。

（4）缺少术后发作恶化这一类型的定义。

（二）术后神经心理学评估（应等同于术前神经心理学评估）

顽固性癫痫患者因为频繁的癫痫发作可以引起严重的缺氧性脑损害，加之长期应用抗癫痫药物的影响，可以引起患者严重的智力障碍、认知和行为等方面的改变。患者的智力障碍、认知和行为等方面的改变程度，需要用神经心理学检查中的量表方法才能够准确的予以表达。因此癫痫患者术前和术后均应行系统的神经心理学检查，以求全面和客观地了解癫痫患者的内在变化。神经心理学的随访为评定癫痫手术后综合疗效提供了客观的标准，并且还能根据此检查结果提出加速功能改善的康复计划。为了得到准确的评价应当进行广泛的神经心理学检查。手术前和手术后的检查内容应该一致，便于前后效果的比较。在手术后的早期不宜测试患者，避免因暂时的手术影响而混淆检查结果。

主要包括：智力测验、记忆测验、认知测验、注意力测验、个性和人格测验、精神病症状评定量表。

（三）术后癫痫患者与健康相关的生活质量的随访

1. 癫痫患者生活质量评估量表（quality of life in epilepsy，QOLIE）包括 QOLIE-89，QOLIE-31，QOLIE-10 等，用于成年患者生活质量评定。

2. 华盛顿社会心理发作问卷（Washington psychosocial seizure inventory，WPSI）

3. 癫痫手术问卷（epilepsy surgery inventory-55，ESI-55）

4. 利物浦组合评估量表（Liverpool assessment battery，LAB）

5. 针对儿童的生活质量评估

（1）癫痫和学习障碍生活质量量表（the Epilepsy and Learning Disabilities Quality of Life Scale，ELDQOL）

（2）儿童癫痫与健康相关的生活质量量表（the Health-related Quality of Life in Children with Epilepsy，HRQoLCE）

（3）影响儿童神经残疾等级量表（the Impact of Childhood Neurologic Disability Scale，IC-ND）

（4）儿童健康量表和儿童行为调查表（the Child Health Questionnaire and Child Behavior Checklist）

四、术后再评估

再评估是术后随访不可分割的一部分，术后随访中那些疗效不佳者，进入再评估程序，而疗效不佳也是通过再评估来认定的。

癫痫手术后再次手术的定义为：药物难治性癫痫患者，经手术治疗后，在很长的一段时间内，癫痫发作仍未减轻，而需要再次进行手术治疗。

癫痫患者应该考虑进行再次评估的标准：

1. 术后癫痫发作形式和发作频率与术前相同，持续时间大于半年。

2. 癫痫发作形式发生改变，发作频率未见明显减少，推测该患者脑内存在 2 个致痫灶，患者的生活质量仍然受到严重影响。

第十章 癫痫外科诊疗技术管理规范

为加强癫痫外科诊疗技术临床应用与管理,规范癫痫外科临床诊疗行为,保障医疗质量和医疗安全,特制定本规范。本规范为医疗机构及其医师开展癫痫外科诊疗技术的基本要求。

本规范所称的癫痫外科诊疗技术是指采用外科手术方法(含神经调控、刺激)对癫痫进行的诊断或者治疗的技术。

一、医疗机构基本要求

(一) 医疗机构开展癫痫外科诊疗技术应当与其功能、任务相适应。

(二) 具有卫生行政部门核准登记的与开展癫痫外科诊疗技术相适应的诊疗科目,有与开展癫痫外科诊疗技术相关的辅助科室和设备,并满足下列要求:

1. 临床科室。

(1) 神经外科。具备显微神经外科手术条件,能够独立开展二、三级癫痫外科手术。每年收治癫痫患者不少于 100 例,完成癫痫外科手术不少于 50 例。

(2) 神经内科。每年收治癫痫患者不少于 200 例。

(3) 设有视频脑电图监测病床(4 张床以上)。

2. 神经外科手术室条件要求。

(1) 符合国家相关规定。

(2) 有满足癫痫外科诊疗工作需要的设备和相关器械、耗材。

(3) 配备心电监护仪(含血氧饱和度监测功能)、除颤仪、简易呼吸器等急救设备和急救药品。

3. 设有麻醉科、ICU、医学影像科、脑血管造影室、神经电生理科(室)、医学检验科等专业科室和专业医师,有满足癫痫外科诊疗技术必须的设备、设施,具备癫痫外科诊疗麻醉技术临床应用能力以及并发症综合处理和抢救能力。

(三) 有经过癫痫外科诊疗相关知识和技能培训具备癫痫外科诊疗技术临床应用能力的职业医师和其他专业技术人员。

(四) 有癫痫外科器械、耗材、设备消毒灭菌设施,医院感染管理符合要求。

(五) 拟开展风险高、过程复杂、难度大,按照四级手术管理的癫痫外科诊疗手术(附件1)的医疗机构,在满足以上基本条件的情况下,还应满足以下要求:

1. 三级以上医院,开展癫痫外科诊疗工作不少于 5 年,近 5 年累计完成癫痫外科诊疗手术不少于 250 例,其中在有资质医生指导下开展按照四级手术管理的癫痫外科诊疗手术不少于 20 例,技术水平在本地区处于领先地位。

2. 具备满足危重患者救治要求的重症监护室。

3. 具备满足实施按照四级手术管理的癫痫外科诊疗手术需求的临床辅助科室、设备和技术能力。

4. 新建的三级以上医院或者新设与开展癫痫外科相适应的诊疗科目的三级以上医院,在符合本规范相关的人员、科室、设备、设施等条件的基础上,向省级卫生健康委员会行政部门提出申请,由省级卫生健康委员会组织临床应用能力评估。通过评估的可试运行一年;试运行期满 3 个月内,由省级卫生健康委员会组织复核,复核通过后,方可继续开展相关诊疗工作。复核未通过,不允许开展相关诊疗工作。

二、人员基本要求

(一) 医师。

1. 开展癫痫外科诊疗手术的医师,应当同时具备以下条件:

(1)取得《医师执业证书》,执业范围为与开展癫痫外科诊疗技术相适应的临床专业。

(2)有 5 年以上神经外科诊疗工作经验,目前从事神经外科诊疗工作,累计参与完成癫痫外科诊疗手术不少于 100 例,具备主治医师以上专业技术职务任职资格。

(3)经过省级以上(含省级)卫生健康委员会认定的癫痫外科诊疗技术培训基地系统培训并考核合格。

2. 拟独立开展按照四级手术管理的癫痫外科诊疗手术的医师,在满足上述条件的基础上,还应满足以下要求:

(1)开展神经外科诊疗工作不少于 8 年,累计独立完成按照三级手术管理的癫痫外科诊疗手术(附件 2)不少于 100 例,具有副主任医师以上专业技术职务任职资格,其中副主任医师应在有资质的主任医师指导下开展按照四级手术管理的癫痫外科诊疗手术不少于 30 例。

(2)经国家卫生健康委员会指定的四级癫痫外科诊疗手术培训基地系统培训并考核合格。

3. 本规范实施前,具备下列条件的医师,可以不经过培训,但须经癫痫外科诊疗手术临床应用能力审核而开展按照四级手术管理的癫痫外科诊疗手术。

(1)具有良好的职业道德,同行专家评议专业技术水平较高,并获得 2 名从事癫痫外科诊疗手术的主任医师书面推荐,其中至少 1 名为外院医师。

(2)具有副主任医师以上专业技术职务任职资格,近 3 年累计完成癫痫外科诊疗手术不少于 200 例,其中每年独立完成按照四级手术管理的癫痫外科诊疗手术不少于 30 例。

(3)手术适应证、术后并发症发生率和手术死亡率等手术质量指标符合国家卫生健康委员会医疗质量管理与控制有关要求,近 3 年内未发生过二级以上与开展癫痫外科诊疗手术相关的负主要责任的医疗事故。

(4)其所在医疗机构具有开展按照四级手术管理的癫痫外科诊疗手术的资质,本人曾在三级甲等医院工作或在三级甲等医院完成 6 个月以上的专业进修。

(二) 其他相关卫生专业技术人员。

应当经过癫痫外科诊疗手术相关专业系统培训并考核合格。

三、技术管理基本要求

（一）严格遵守神经外科疾病诊疗规范、癫痫外科诊疗手术操作规范和诊疗指南，严格掌握手术适应证和禁忌证。

（二）癫痫外科器械、耗材、设备消毒灭菌严格执行相关操作规范和标准。

（三）癫痫外科诊疗手术开展由具有癫痫外科诊疗手术临床应用能力的、具有主治医师以上专业技术职务任职资格的本院在职医师决定，实施按照四级手术管理的癫痫外科诊疗手术由具有副主任医师专业技术职务任职资格的本院在职医师决定，术者由符合本规范要求的医师担任。术前应当确定手术方案和预防并发症的措施，术后制订合理的治疗与管理方案。

（四）实施癫痫外科诊疗手术前，应当向患者或其法定监护人、代理人告知手术目的、手术风险、术后注意事项、可能发生的并发症及预防措施等，并签署知情同意书。

（五）加强癫痫外科诊疗手术质量管理，建立健全癫痫外科诊疗手术后随访制度，并按规定进行随访、记录。

（六）建立癫痫外科诊疗手术器材使用登记制度，器材使用需符合国家相关规定。

（七）各省级卫生健康委员会应当将准予开展按照四级手术管理的癫痫外科诊疗手术的医疗机构和医师进行公示，并报国家卫生健康委员会备案。

（八）县级以上卫生健康委员会行政部门应当定期组织对辖区内开展癫痫外科诊疗手术的医疗机构和医师进行评估，包括病例选择、严重并发症发生率、死亡病例、疗效情况、医疗事故发生情况、术后患者管理、平均住院日、患者生存质量、患者满意度、随访情况和病历质量等。评估不合格的医疗机构或医师，暂停开展相关手术并责令整改，整改期不少于6个月。整改后评估符合条件者方可继续开展相关技术；整改不合格或连续2次评估不合格的医疗机构和医师，不得继续开展癫痫外科诊疗手术，并向社会公示。

四、培　　训

拟从事癫痫外科诊疗手术的医师应当接受不少于3个月的系统培训，并考核合格。其中拟从事按照四级手术管理的癫痫外科诊疗手术的医师应当接受不少于6个月的系统培训，并考核合格。

（一）培训基地。

国家卫生健康委员会指定四级癫痫外科诊疗手术培训基地，各省级卫生健康委员会指定本辖区三级癫痫外科诊疗手术培训基地，并组织开展相应培训工作。

四级癫痫外科诊疗技术培训基地应当具备下列条件：

1. 三级甲等综合医院或三级专科医院。

2. 开展癫痫外科诊疗手术不少于8年，具备按照四级手术管理的癫痫外科诊疗手术临床应用能力。神经外科开放床位不少于50张。

3. 近5年累计收治神经外科患者不少于5 000例，每年完成神经外科手术1 000例，其中按照四级手术管理的癫痫外科诊疗手术不少于200例。能够独立开展的按照四级手术管理的癫痫外科诊疗手术类型应当覆盖癫痫外科诊疗手术目录中全部术种的

50% 以上。

4. 有不少于 3 名具备按照四级手术管理的癫痫外科诊疗手术临床应用能力的指导医师,其中至少 1 名具有主任医师专业技术职务任职资格。

5. 有与癫痫外科诊疗手术培训工作相适应的人员、技术、设备和设施等条件。

6. 近 3 年举办过全国性癫痫外科诊疗手术相关专业学术会议或承担癫痫外科诊疗手术相关的国家级继续医学教育项目。

(二) 培训工作基本要求。

1. 使用国家卫生健康委员会统一编写的培训大纲和培训教材。

2. 制定培训计划,保证接受培训的医师在规定的时间内完成规定培训内容。

3. 按照要求在培训期间对接受培训医师的理论知识掌握水平、实践能力操作水平进行定期测试、评估;培训结束后,对接受培训的医师进行考试、考核,并出具是否合格的结论。

4. 为每位接受培训的医师建立培训及考试、考核档案。

(三) 按照四级手术管理的癫痫外科诊疗手术医师培训要求。

1. 在指导医师指导下,参与完成按照四级手术管理的癫痫外科诊疗手术不少于 30 例,并经考核合格。

2. 在指导医师的指导下,接受培训的医师应参与对患者全过程的管理,包括术前评价、诊断性检查结果解释、与其他学科共同会诊、癫痫外科诊疗手术操作、操作过程记录、围手术期处理、重症监护治疗和术后随访等。

在境外接受癫痫外科诊疗手术培训 6 个月以上,有境外培训机构的培训证明,并经国家卫生健康委员会指定培训基地考核合格后,可以认定为达到规定的培训要求。

五、癫痫外科手术目录

(一) 四级癫痫外科诊疗手术目录

1. 选择性海马-杏仁核切除术

2. 前颞叶及颞叶内侧结构切除术

3. 功能区相关癫痫灶切除术

4. 多脑叶切除术

5. 脑叶离断术

6. 大脑半球切除术

7. 立体定向脑电技术

8. 颅内电极埋藏术

9. 脑深部电刺激术

10. 6 岁以下儿童的癫痫外科手术

(二) 三级癫痫外科诊疗手术目录

1. 颞叶外脑叶切除术

2. 胼胝体切开术

3. 多处皮层热灼术

4. 多处软膜下横切术

5. 迷走神经刺激术

（三）二级癫痫外科诊疗手术目录

1. 前颞叶切除术

2. 非功能区相关癫痫病灶切除术

参 考 文 献

1. 中华医学会. 临床诊疗指南:癫痫病分册. 北京:人民卫生出版社,2007.

2. 谭启富,李龄,吴承远. 癫痫外科学. 北京:人民卫生出版社,2006.

3. Hans O Lüders. Textbook of Epilepsy Surgery. London. Informa HealthCare,2008.

4. 卫生部. 医疗技术临床应用管理办法. 2009.

5. 中国抗癫痫协会专家组. 癫痫手术前后抗癫痫药物应用共识. 中华神经科杂志,2010,43(7):484-486.

6. 婴儿、儿童青春期癫痫综合征. 4 版. 刘兴洲,主译. 北京:海洋出版社,2008.

7. Luan G,Sun Z,Bai Q,Wang C. Surgical treatment of intractable epilepsy combined with bipolar electrocoagulation on functional cortex. Stereotact Funct Neurosurg,2001,77(1-4):233-238.

8. 翟锋,栾国明,周健,刘兴洲. 手术治疗结节性硬化的疗效观察. 中华神经外科杂志,2010,26(1):47-50.

9. 崔志强,栾国明. 单纯脑皮层电凝热灼术治疗功能区癫痫. 中华神经外科杂志. 2010,26(6):483-485.

10. 刘长青,栾国明. 颅内错构瘤导致癫痫的外科治疗并文献复习(附 6 例报道). 立体定向和功能神经外科杂志,2009,22(3):142-144.

11. 栾国明. 癫痫外科治疗的策略和展望. 中国微侵袭神经外科杂志,2009,14(11):481-482.

12. 蔡立新,李勇杰. 无影像学病灶顽固性癫痫病人的手术治疗. 中国微侵袭神经外科杂志,2005,10:52-54.

13. 张国君,李勇杰,遇涛. 手术治疗影像学阴性表现的中央区癫痫. 中华医学杂志,2005,85:1859-1861.

14. 纪争威,周健,栾国明. 脑磁图和颅内电极监测在癫痫外科的比较研究. 立体定向和功能性神经外科杂志,2009,22(6):321-324.

15. 李强,栾国明. 岛叶癫痫的解剖. 术前评估及治疗进展. 立体定向和功能性神经外科杂志,2009,22(6):378-381.

16. 鲍民,周健,栾国明. 脑功能区病变继发性癫痫的外科治疗(附 41 例分析). 中国微侵袭神经外科杂志,2008,13(11):483-485.

17. 刘菲,栾国明,鲍民,周健,凌志培. 迷走神经刺激治疗难治性癫痫(附 12 例分析). 中国微侵袭神经外科杂志,2008,13(11):486-488.

18. 周健,鲍民,滕鹏飞,翟锋,栾国明. 脑磁图在癫痫外科痫灶定位中的作用(附 47 例分析). 中国微侵袭神经外科杂志,2008,13(11):496-498.

19. 李云林,栾国明,王慧. 儿童颅内错构瘤与癫痫的外科治疗并文献复习(附 3 例报道). 立体定向和功能神经外科杂志,2007,5(10):267-270.

20. 闫亮,栾国明. 额叶癫痫的外科治疗. 立体定向和功能神经外科杂志,2007,5(10):310-312.

21. 李云林,栾国明,张月华等. 手术治疗 Rasmussen's 脑炎的早期疗效观察. 中华神经外科杂志,2007,23(10):734-737.

22. 蔡立新,李勇杰,王玉平. 癫痫外科的术后评估. 立体定向和功能性神经外科杂志,2005,18(4):254-256.

23. 遇涛,张国君,李勇杰. 前颞叶切除术对癫痫患者记忆功能的影响. 立体定向和功能性神经外科杂志,2005,18(5):313-316.

24. 李莉萍,张夏婷,王玉平. 局灶性癫痫发作间期和发作期脑电图特点在癫痫灶定侧中的意义. 临床神经电生理杂志,2006,5(1):24-27.

25. 遇涛,李勇杰,王玉平.皮质发育不良导致的难治性部分性癫痫临床特征分析.中华神经科杂志,2006, 39:148-151.

26. 蔡立新,李勇杰,张国君.颅内多发病灶合并顽固性癫痫的手术治疗.立体定向和功能性神经外科杂志, 2006,19:159-162.

27. 蔡立新,李勇杰.术中皮层脑电图监测在癫痫外科中的应用.立体定向和功能性神经外科杂志,2007,20 (5):306-309.

28. 遇涛,李勇杰,张国君.前颞叶切除术对癫痫患者记忆功能影响的临床研究.中华神经科杂志,2007, 23(10):726-729.

29. 蔡立新,李勇杰,王玉平.头皮脑电图在癫痫外科定位致痫区中的作用及局限性.临床神经电生理学杂 志,2007,16(6):366-369.

30. 蔡立新,李勇杰,张国君.术中应用皮层脑电图与长程颅内电极定位致痫灶的对比研究.中华外科杂志, 2007,45(24):1672-1675.

31. 丁成赟.加强癫痫诊疗规范化对改善患者生活质量的分析研究.首都医科大学学报,2007,28(4): 522-527.

32. 李莉萍,孙伟,王玉平.无创性定位手段在颞叶内侧癫痫患者癫痫定位中的价值.中华神经科杂志, 2008,41,(5):324-327.

33. 张国君,齐晓涟,王玉平.癫痫术后抗癫痫药物的治疗模式.中华神经科杂志,2008,41:400-403.

34. 遇涛,张国君,李勇杰.叶癫痫外科治疗的特点与疗效.立体定向和功能性神经外科杂志,2008,21(2): 85-89.

35. 张国君,齐晓涟,王玉平.癫痫术后抗癫痫药物的治疗模式.中华神经科杂志,2008,41(6)400-403.

36. 蔡立新,李建宇,杜薇.儿童顽固性癫痫术前致痫灶的评估与手术疗效.临床神经电生理学杂志,2008, 17(4):243-246.

37. 欧阳取平、王玉平.Lennox-Gastaut综合征25例临床观察.临床神经电生理学杂志,2009;18:247-249.

38. 蔡立新,朴月善,刘磊.局灶性皮质发育不良的脑电图特点与病理组织学改变相关性.中华神经科杂志, 2009,24(2):110-114.

39. 张国君,遇涛,李勇杰.68例额叶癫痫的外科治疗与长期疗效随访.中华神经科杂志,2009,25(4): 318-320.

40. 李志梅,丁成赟,赵永青,王晓鹏,王维平.颞叶癫痫患者生活质量及其影响因素的研究.脑与神经疾病 杂志,2009(06):401-404.

41. 李志梅,丁成赟,赵永青,王晓鹏,王维平.颞叶癫痫患者认知功能及其影响因素的研究.脑与神经疾病 杂志,2009,(06):405-408.

42. 孙伟,毛薇,王玉平.抗癫痫药对癫痫患者认知功能的影响.中国康复理论与实践,2010,16(7):648-649.

43. 王云鹏,张国君,蔡立新.脑炎后继发性癫痫的病因与预后探讨.中国微侵袭神经外科杂志,2010,15 (6):283-285.

44. Sun W,Fu W,Wang D,Wang Y.Ipsilateral responses of motor evoked potential correlated with the motor func-tional outcomes after cortical resection.Int J Psychophysiol,2009,73(3):377-382.

45. Piao C,Yu A,Li K,Wang Y,Qin W,Xue S.Cerebral diffusion tensor imaging in tuberous sclerosis.Eur J Radiol,2009,71(2):249-252.

46. Yu T,Wang Y,Zhang G,Cai L,Du W,Li Y.Posterior cortex epilepsy:diagnostic considerations and surgical outcome.Seizure,2009,18(4):288-292.

47. ZHENG Zhe,ZHANG Yu-qing,Li Jian-yu.Subthalamic deep brain stimulation for Parkinson's disease:correla-tion of active contacts and electrophysiologically mapped subthalamic nucleus.Chinese Medical Journal,2009, 122(20):2419-2422.

48. Ni Duan Yu, LI YongJie, Zhang GuoJun, Cai LiXin, Qiao Liang. Surgical treatment for musicogenic epilepsy. Journal of Clinical Neuroscience, 2010, 17: 127-129.

49. Ni Duan Yu, Zhang GuoJun, Qiao Liang, Cai LiXin, Yu Tao, LI YongJie. Surgery for perirolandic epilepsy: Epileptogenic cortex resection guided by chronic intracranial electroencephalography and electric cortical stimulation mapping. Clinical Neurology and Neurosurgery, 2010, 112: 110-117.

50. Temkin O. The sacred disesase. In: Temkin O, ed. The Falling Dickness. Baltimore and London: The John Hopkins University, Press, 1994: 3-27.

51. Gastaut H. Classification of the epilepsies. Proposal for an international classification. Epilepsia, 1969, 10 (Suppl): 14-21.

52. Gastaut H. Clinical and electroencephalographic classification of epileptic seizures. Epilepsia, 1969, 10 (Suppl): 2-13.

53. Engel J Jr. A proposed diagnostic scheme for people with epileptic seizures and with epilepsy: report of the ILAE Task Force on Classification and Terminology. Epilepsia, 2001, 42: 796-803.

54. Lüders HO, Acharya J, Alexopoulos AV, et al. Are epilepsy classifications based on epileptic syndromes and seizure types outdated? Epileptic Dis, 2006, 8(1): 81-85.

55. Loddenkemper T, Kellinghaus C, Wyllie E, et al. A proposal for a five-dimensional patient-oriented epilepsy classification. Epileptic Dis, 2005, (7): 308-316.

56. Lüders HO, Najm I, Wyllie E. Reply to "Of cabbages and kings: some considerations on classifications, diagnostic schemes, semiology, and concepts". Epilepsia, 2003, 44(1): 6-8.

57. Lüders HO, Burgess R, Noachtar S. Expanding the International Classification of Seizures to provide localization information. Neurology, 1993, 43(9): 1650-1655.

58. Amunts K, Schleicher A, Burgel U, et al. Broca's region revisited: cytoarchitecture and intersubject variability. J Comp Neurol, 1999, 412(2): 319-41.

59. Brett M, Johnsrude IS, Owen AM. The problem of functional localization in the human brain. Nat Rev Neurosci, 2002, 3(3): 243-9.

60. Geyer S, Matelli M, Luppino G, Zilles K. Functional neuroanatomy of the primate isocortical motor system. Anat Embryol (Berl), 2000, 202(6): 443-74.

61. Boling W, Olivier A, Fabinyi G. Historical contributions to the modern understanding of function in the central area. Neurosurgery, 2002, 50(6): 1296-1309.

62. Nii Y, Uematsu S, Lesser RP, Gordon B. Does the central sulcus divide motor and sensory functions? Cortical mapping of human hand areas as revealed by electrical stimulation through subdural grid electrodes. Neurology, 1996, 46(2): 360-367.

63. Pierrot-Deseilligny C, Milea D, Muri RM. Eye movement control by the cerebral cortex. Curr Opin Neurol, 2004, 17(1): 17-25.

64. Duncan J, Owen AM. Common regions of the human frontal lobe recruited by diverse cognitive demands. Trends Neurosci, 2000, 23(10): 475-483.

65. Manford M, Hart YM, Sander JW, Shorvon SD. National General Practice Study of Epilepsy (NGPSE): partial seizure patterns in a general population. Neurology, 1992, 42(10): 1911-1917.

66. Manford M, Hart YM, Sander JW, Shorvon SD. The National General Practice Study of Epilepsy. The syndromic classification of the International League Against Epilepsy applied to epilepsy in a general population. Arch Neurol, 1992, 49(8): 801-808.

67. Commission on Classification and Terminology of the International League Against Epilepsy. Proposal for revised classification of epilepsies and epileptic syndromes. Commission on Classification and Terminology of the Inter-

national League Against Epilepsy.Epilepsia,1989,30(4):389-399.

68. Ryvlin P,Bouvard S,Le Bars D,et al.Clinical utility of flumazenil-PET versus [18F]fluorodeoxyglucose-PET and MRI in refractory partial epilepsy.A prospective study in 100 patients.Brain,1998,121(Pt 11):2067-2081.

69. Semah F,Picot MC,Adam C,et al.Is the underlying cause of epilepsy a major prognostic factor for recurrence?. Neurology,1998,51(5):1256-1262.

70. Dobesberger J,Walser G,Unterberger I,et al.Genital automatisms:a video-EEG study in patients with medically refractory seizures.Epilepsia,2004,45(7):777-780.

71. Varney NR,Pinkston JB,Wu JC.Quantitative PET findings in patients with posttraumatic anosmia.J Head Trauma Rehabil,2001,16(3):253-9.

72. Lezak MD.The problem of assessing executive functions.International Journal of Psychology,1982,17(2-3): 281-97.

73. Whitley RJ,Alford CA,Hirsch MS,et al.Vidarabine versus acyclovir therapy in herpes simplex encephalitis.N Engl J Med,1986,314(3):144-9.

74. Damasio AR,Van Hoesen GW.The limbic system and the localization of herpes simplex encephalitis.J Neurol Neurosurg Psychiatry,1985,48(4):297-301.

75. Davis LE,Johnson RT.An explanation for the localization of herpes simplex encephalitis? Ann Neurol,1979,5 (1):2-5.

76. McGrath N,Anderson NE,Croxson MC,Powell KF.Herpes simplex encephalitis treated with acyclovir:diagnosis and long term outcome.J Neurol Neurosurg Psychiatry,1997,63(3):321-6.

77. Crino PB.Malformations of cortical development:molecular pathogenesis and experimental strategies.Adv Exp Med Biol,2004,548:175-91.

78. Awad I,Jabbour P.Cerebral cavernous malformations and epilepsy.Neurosurg Focus,2006,21(1):e7.

79. Abel TW,Curtis M,Lin DD,Burger PC,Cummings TJ.Complex choristoma of the gyrus rectus:a distinct clinicopathologic entity? Am J Surg Pathol,2006,30(5):625-9.

80. French JA,Kanner AM,Bautista J,et al.Efficacy and tolerability of the new antiepileptic drugs I:treatment of new onset epilepsy:report of the Therapeutics and Technology Assessment Subcommittee and Quality Standards Subcommittee of the American Academy of Neurology and the American Epilepsy Society.Neurology,2004,62 (8):1252-1260.

81.French JA,Kanner AM,Bautista J,et al.Efficacy and tolerability of the new antiepileptic drugs II:treatment of refractory epilepsy:report of the Therapeutics and Technology Assessment Subcommittee and Quality Standards Subcommittee of the American Academy of Neurology and the American Epilepsy Society.Neurology,2004,62 (8):1261-1273.

82. Kwan P,Brodie MJ.Early identification of refractory epilepsy.N Engl J Med,2000,342(5):314-19.

83. Mohanraj R,Brodie MJ.Diagnosing refractory epilepsy:response to sequential treatment schedules.Eur J Neurol, 2006,13(3):277-82.

84. Ben-Menachem E,French A.VNS Therapy versus the latest antiepileptic drug.Epileptic Disord,2005,7 Suppl 1:22-6.

85. Rasmussen,T.,J.Olszewski,and D.Lloydsmith,Focal seizures due to chronic localized encephalitis.Neurology, 1958.8(6):p.435-45.

86. Bien,C.G.,et al.The natural history of Rasmussen's encephalitis.Brain,2002,125(Pt 8):p.1751-9.

87. Bien,C.G,Granata,T,Antozzi,C.et al.Pathogenesis,diagnosis and treatment of Rasmussen encephalitis A European consensus statement.Brain,2005,128(Pt 3),454-471.

88. Larionov S,König R,Sassen R,Elger CE,Bien CG.MRI brain volumetry in Rasmussen encephalitis:the fate of

affected and "unaffected" hemispheres.Neurology,2005,64(5):885-7.

89. Terra-Bustamante VC, Inuzuka LM, Fernandes RM, et al. Outcome of hemispheric surgeries for refractory epilepsy in pediatric patients.Childs Nerv Syst,2007,23:321-326.

90. Marras CE,Granata T,Franzini A,et al.Hemispherotomy and functional hemispherectomy:indications and outcome.Epilepsy Res 2010,89:104-12.

附　录

附录 A　卫生部医疗技术分类分级管理
（2009 年 5 月 1 日开始实行）

医疗技术分为三类

第一类医疗技术是指安全性、有效性确切,医疗机构通过常规管理在临床应用中能确保其安全性、有效性的技术。

第二类医疗技术是指安全性、有效性确切,涉及一定伦理问题或者风险较高,卫生行政部门应当加以控制管理的医疗技术。

第三类医疗技术是指具有下列情形之一,需要卫生行政部门加以严格控制管理的医疗技术:

（一）涉及重大伦理问题;

（二）高风险;

（三）安全性、有效性尚需经规范的临床试验研究进一步验证;

（四）需要使用稀缺资源;

（五）卫生部规定的其他需要特殊管理的医疗技术。

附录 B　卫生部关于手术分类、分级的相关内容

手术的分类

手术及有创性操作分级手术指各种开放性手术、腔镜手术及麻醉方法(以下统称手术)。依据其技术难度、复杂性和风险度,将手术分为四级:

一级手术:技术难度较低、手术过程简单、风险度较小的各种手术。

二级手术:技术难度一般、手术过程不复杂、风险度中等的各种手术。

三级手术:技术难度较大、手术过程较复杂、风险度较大的各种手术。

四级手术:技术难度大、手术过程复杂、风险度大的各种手术。

附录 C　手术医师级别

依据其卫生技术资格、受聘技术职务及从事相应技术岗位工作的年限等,规定手术医师

的级别。所有手术医师均应依法取得执业医师资格。

1. 住院医师

（1）低年资住院医师：从事住院医师岗位工作 3 年以内，或获得硕士学位、曾从事住院医师岗位工作 2 年以内者。

（2）高年资历住院医师：从事住院医师岗位工作 3 年以上，或获得硕士学位、取得执业医师资格、并曾从事住院医师岗位工作 2 年以上者。

2. 主治医师

（1）低年资主治医师：从事主治医师岗位工作 3 年以内，或获得临床博士学位、从事主治医师岗位工作 2 年以内者。

（2）高年资主治医师：从事主治医师岗位工作 3 年以上，或获得临床博士学位、从事主治医师岗位工作 2 年以上者。

3. 副主任医师

（1）低年资副主任医师：从事副主任医师岗位工作 3 年以内，或有博士后学历、从事副主任医师岗位工作 2 年以上者。

（2）高年资副主任医师：从事副主任医师岗位工作 3 年以上者。

4. 主任医师：受聘主任医师岗位工作者。

附录 D　各级医师手术权限

（一）低年资住院医师：在上级医师指导下，可主持一级手术。

（二）高年资住院医师：在熟练掌握一级手术的基础上，在上级医师临场指导下可逐步开展二级手术。

（三）低年资主治医师：可主持二级手术，在上级医师临场指导下，逐步开展三级手术。

（四）高年资主治医师：可主持三级手术。

（五）低年资副主任医师：可主持三级手术，在上级医师临场指导下，逐步开展四级手术。

（六）高年资副主任医师：可主持四级手术，在上级医师临场指导下或根据实际情况可主持新技术、新项目手术及科研项目手术。

（七）主任医师：可主持四级手术以及一般新技术、新项目手术或经主管部门批准的高风险科研项目手术。

（八）对资格准入手术，除必须符合上述规定外，手术主持人还必须是已获得相应专项手术的准入资格者。

附录 E　神经外科手术分级

一 级 手 术

1. 头皮肿物切除
2. 颅骨骨折整复术、颅骨肿瘤切除及颅骨缺损修补术

3. 硬膜外及硬膜下血肿、脓肿清除术

4. 颞肌下减压术

二 级 手 术

1. 脑挫裂伤清创术

2. 脑内血肿、脑脓肿清除术

3. 大脑半球浅表肿瘤切除术

4. 椎管内肿瘤切除术

5. 脑脊液鼻漏和耳漏修补术

6. 脑膜膨出、脊柱裂、脊膜膨出手术

7. 脑室-腹腔分流术

8. 全脑血管造影术

9. 颅后凹减压术

10. 重度颅脑损伤手术

三 级 手 术

1. 垂体瘤切除术

2. 面肌痉挛微血管减压术

3. 幕上肿瘤切除：脑膜瘤，胶质瘤

4. 小脑肿瘤切除术

5. 鞍区占位性病变切除术

6. 颅外、颅内动脉血管吻合手术

7. 神经内镜手术

8. 侧脑室、第四脑室肿瘤切除术

四 级 手 术

1. 颅内动脉瘤夹闭及栓塞术

2. 脑动静脉畸形(AVM)切除及栓塞术

3. 海绵窦动静脉瘘手术

4. 桥脑小脑角肿瘤手术

5. 岩斜坡肿瘤手术

6. 脑干肿瘤切除术

7. 高颈段脊髓内肿瘤切除术

8. 鞍结节脑膜瘤、蝶骨嵴内 1/3 脑膜瘤及海绵窦肿瘤切除术

9. 第三脑室肿瘤、颅咽管瘤及松果体区肿瘤镜下切除术

10. 颈内动脉及椎动脉内支架置入术

11. 颅内动脉内支架置入术

12. 新开展手术

附录 F　ILAE 术后随访分类标准

癫痫术后疗效(H. G. Wieser 2001)分级法:

Ⅰ级:癫痫发作完全消失;无先兆发作;

Ⅱ级:仅有先兆,无其他类型的癫痫发作;

Ⅲ级:每年有 1~3 个"癫痫发作日";有或无先兆;

Ⅳ级:每年有 4 个"癫痫发作日"或比"基准发作日"减少 50%,有或无先兆;

Ⅴ级:"基准发作日"减少小于 50% ~ 基准发作日增加 100%;有或无先兆;

Ⅵ级:"基准发作日"增加 100% 以上;有或无先兆;

注释:

a. 术后第一个月的癫痫发作不计算在内。

b. 癫痫发作结果分级由术后每年的随访结果决定。

c. 先兆:目击者不可观察到的单纯部分性癫痫发作(例如:单纯的主观经历),不影响患者的功能。

d. 一个"癫痫发作日":是指 24 小时内有 1 次或以上的癫痫发作。这也包括状态性癫痫。

e. "癫痫基准发作日"的计算通过手术前 12 个月癫痫发作频率来确定,并以在诊断性评估时抗癫痫药缓解发作的效能进行校正。

附录 G　Engel 术后随访分类标准

Engel(1987\1993) 分类

Ⅰ级:损害性发作消失

A:术后癫痫发作完全消失

B:术后仅残留非损害性简单部分性发作

C:术后尚有损害性发作,但发作消失时间 ≥2 年

D:术后只在断服抗癫痫药物的情况下出现全面性惊厥发作

Ⅱ级:极少的损害性发作,几乎发作消失

A:术后早期损害性发作消失,目前有极少数的发作

B:术后有极少数的损害性发作

C:术后损害性发作的次数多于极少发作的范畴,但最近 2 年内极少发作

D:术后只有夜间发作

Ⅲ:癫痫发作得到有价值的改善

A:癫痫发作得到相当值得的减少

B:癫痫发作间期延长超过随访时间的一半,且 ≥2 年

Ⅳ:癫痫发作改善不明显(减少>50%,但<90%)

A:癫痫发作减少明显

B：无改变(<50%或更少)
C：癫痫发作恶化

附录 H　癫痫手术前后抗癫痫药物应用共识(试行)

近年来，癫痫的诊断与治疗技术以及相关基础研究都取得了快速的发展和进步，"癫痫学"(epileptology)已经成为了一门相对独立的新学科。目前，抗癫痫药物仍然是治疗癫痫的主要手段。虽然外科手术是药物难治性癫痫的有效治疗方法之一，但手术前后仍需要合理使用抗癫痫药物。

随着我国癫痫外科的快速发展，一些现实问题不断涌现出来，如：癫痫手术前，为观察发作及癫痫源定位，如何进行抗癫痫药物的调整或停药？手术当日是否需要使用抗癫痫药物？手术后如何选择抗癫痫药物，需应用多长时间？停药后癫痫复发如何处理？等。这些问题亟待解决，以便指导临床工作。国内外对此问题虽有研究，但还没有获得广泛认可的指导性文献。为解决好我国癫痫患者在手术前后抗癫痫药物规范应用这一重要问题，提高手术治疗效果，促进癫痫外科的稳步发展，中国抗癫痫协会采用专家研讨会和问卷调查等方式，获得了国内癫痫专家对外科手术治疗前、后抗癫痫药物应用的基本情况和见解，在此基础上，经过特邀专家组起草、在不同范围反复讨论酝酿，并参考国内外的相关文献，最后于 2010 年召开扩大的专家会议讨论通过，形成"癫痫手术前后抗癫痫药应用的共识(试行)"。

一、基 本 原 则

1. 癫痫手术前后抗癫痫药物的应用，应参照《临床诊疗指南・癫痫病分册》(以下简称《指南》)，并注意围手术期的特殊性，为患者制定一个对手术影响小，适于手术后长期应用的个体化的用药方案。

2. 对患者的用药教育应在手术前开始，手术后进一步对患者进行长期的用药指导。

二、手术前病史和抗癫痫药物应用史的了解与分析

手术前需要了解患者的病史和抗癫痫药物应用情况。多数药物难治性癫痫患者的病程较长，并使用过多种抗癫痫药物。因此手术前应对患者的病史和治疗过程进行全面系统的回顾和分析。首先要确定诊断，特别是发作类型、癫痫综合征和病因诊断；进一步要对所有以往和当前使用的抗癫痫药物逐一详细了解，包括既往用药情况、目前服用几种药、是否规律服药、服用了多长时间、服药剂量、服药后效果及不良反应等，为制定手术前后的治疗方案打下基础。

三、手术前评估期间抗癫痫药物的应用和调整

1. 抗癫痫药物调整的目的及注意事项：通过减量或停用抗癫痫药物获得发作期的临床和脑电图资料是临床上经常采用的定位诊断方法，目的是在视频脑电图监测时易于记录到典型的发作表现，为癫痫源定位及术后抗癫痫药物的选择提供依据。以往的研究及临床经验已经证实，癫痫患者在长期应用抗癫痫药物后，突然撤药可导致发作间期癫痫样放电频率

增加、范围扩大,局部起源的发作快速泛化为全面性发作,或激活潜在的其他起源部位,产生新的发作表现。这些情况会影响癫痫源定位的准确性,应引起重视和尽量避免。有凝血功能障碍或肝肾功能异常的患者,最好在手术前 2 周调整对凝血功能有影响的药物,并给予对症治疗,以降低手术中出血的风险。

2. 调整抗癫痫药物的方法:(1)如在现有抗癫痫药物治疗下发作频繁者,容易监测到自然的发作,可保持原来的用药状态,不减量使用或停用抗癫痫药物。(2)对于发作无规律,或发作不频繁的患者,在视频脑电图监测 1d 取得基本数据后,为能监测到多次发作,可在充分告知并取得患者及家属知情同意的情况下,逐渐减少或停用抗癫痫药物,以便于记录到发作。具体建议如下:①单药治疗者,可以将现在所服用的药物剂量减少 1/3,如果 3d 仍未记录到发作,再继续减药 1/3,监测 1~3d,如还不能记录到发作,则全部停药继续监测。②多药治疗者,首先考虑停用被评估为无效的、不良反应大的或半衰期较短的药物,观察 1~3d,若未能记录到发作,在考虑患者发作周期的情况下,提示该药对抑制发作的作用较弱,术后不考虑再使用;然后撤下相对有效的药物,如能记录到发作,术后可考虑继续应用该药。本方法优点是能通过逐个停药评价每种药物的相对疗效,为术后用药提供参考;缺点是可能需要较长的时间。③多药治疗者也可参照上述单药治疗患者的减药方案,每次将目前使用的抗癫痫药物剂量减少 1/3,观察 1~3d,记录发作。此方法的优点是对诱发发作简捷有效;缺点是难以评价现用各种抗癫痫药物的相对疗效。④骤然停用苯巴比妥及苯二氮䓬类药物,加重发作的可能性相对较大;减量过快,也可出现不典型的发作或新的发作类型,甚至出现癫痫持续状态,所以此类药物不宜减量过快。⑤减量或停用抗癫痫药物后出现癫痫持续状态者,参照《指南》中关于癫痫持续状态的治疗方法进行处理。

3. 术前评估完成后如不能立即手术,应按本次评估确定的个体化用药方案重新开始抗癫痫药物治疗。

四、手术当日及术后 4 周内抗癫痫药物的应用

1. 手术开始前一般不用抗癫痫药物,并尽可能避免使用苯巴比妥及苯二氮䓬类等可能影响术中脑电监测的药物,手术中应避免使用对脑电图影响较大的麻醉剂。

2. 手术后当日需要使用抗癫痫药物。优先选择注射用抗癫痫药物,可以进食后即恢复口服抗癫痫药物。

3. 手术后 1 周内,由于同时应用多种其他药物,如脱水药、激素、抗生素、神经营养药物等,药物间的相互作用比较复杂,制定用药方案时尽可能选择相互作用少的药物,特别要注意抗癫痫药物的不良反应,必要时监测血药浓度。部分患者术后当日可能出现发作频率增加和/或发作形式改变,此时一般暂不改变抗癫痫药物治疗方案,但应分析原因,予以相应处理。

4. 手术后抗癫痫药物的选择,应遵循《指南》的基本原则,尽可能单药治疗。可根据癫痫发作类型选择药物,如对部分性发作可首先选择卡马西平或奥卡西平等。根据患者术后的具体情况和可能测定的药物血清浓度水平适当调整抗癫痫药物的剂量。

5. 如手术后 2~4 周内仍有与术前同样形式的发作或出现新的发作类型,可根据发作类型、药物血清浓度、脑电图情况等因素调整治疗方案。

五、手术后抗癫痫药物的减药和停药

1. 原则上手术后至少 2 年无发作(包括无先兆发作)时可以考虑在医生指导下缓慢减停抗癫痫药物。建议停药前复查清醒与睡眠脑电图,以评估停药后复发的风险。当脑电图仍有明确的痫样放电时,停药应慎重。单药治疗者减药过程应持续 6 个月或更长时间;多药治疗者每次只能减停 1 种药物,每种药物的减药过程至少持续 6 个月以上。

2. 手术后抗癫痫药物的疗程还应该考虑到下列可能增加停药后癫痫复发风险的因素,根据情况适当延长抗癫痫药物的治疗时间或长期服药:(1)姑息性手术(胼胝体切开术、多处软脑膜下横行纤维切断术、低功率电凝热灼术、病灶或癫痫灶不能完全切除者);(2)癫痫病程长;(3)脑内有弥漫性病变;(4)影像学无明确病灶的部分性癫痫;(5)颞叶以外的部分性癫痫;(6)多灶起源的部分性癫痫;(7)小儿年龄相关性癫痫性脑病(如 West 综合征、Lennox-Gastaut 综合征等);(8)脑电图有广泛性放电;(9)术后出现与手术切除部位无关的新的发作类型。

3. 在减停抗癫痫药物过程中或停药后短期内如出现癫痫复发,应恢复药物治疗。在停药 1 年后出现首次复发时可以观察,如果是有明确诱因的发作,应注意避免诱发因素,可以暂不应用抗癫痫药物。如果出现每年 2 次以上的发作,需根据《指南》重新开始抗癫痫药物治疗。

中国抗癫痫协会专家组:吴逊　谭启富　李世绰　栾国明　黄远桂　吴立文　窦万臣　安宁　康德智　姚一　徐纪文　尹剑　林志国　王学峰　洪震　李文玲　周列民　包雅琳　赵文清　吕彦恩　朱丹　赵全军　廖卫平　王晓飞　王玉平　李云林　张新伟　杨卫东　刘晓燕　徐伦山　梁树立　张保中　冯华　张国君　王进钢　刘兴洲　周文静　肖波　雷町　杨天明　孙康健　高翔　周东　王政伟　李勇杰　张建国

【致谢】此共识由中国抗癫痫协会特邀吴逊、秦炯、王玉平、刘晓燕、张国君(执笔)教授共同组织预备性调研、起草及文字修改等工作,成文后特邀赵雅度、吴逊教授审阅,特此致谢。

参考文献(此处略)

附录 I　颅脑疾病手术后抗癫痫药物应用的专家共识(试行)

癫痫发作是颅脑疾病较为常见的伴随症状,颅脑手术后癫痫发生率为 3% ~ 40% ,如何在颅脑手术前后应用抗癫痫药物,避免癫痫发作的产生或使发作得到有效控制,将癫痫发作给患者带来的危害降到最低,是神经内外科医生的共同责任。2010 年由中国抗癫痫协会主持发表了《癫痫手术前后抗癫痫药物应用共识》,为从事癫痫手术的临床医生提供了非常重要的理论和实践指导。为解决好其他颅脑疾病手术后抗癫痫药物规范化应用问题,减少围手术期并发症,提高颅脑疾病的手术治疗效果,中国抗癫痫协会再次组织国内主要从事癫痫诊治的神经内、外、儿科领域的专家对国内外文献进行了复习和分析总结,参照循证医学证据,结合抗癫痫药物目前已有的研究证据、药物特性、国内已批准的适应证等因素,对颅脑手术后抗癫痫药物的应用达成如下共识,相信会对神经外科医生的相关医疗实践有所裨益。

一、颅脑疾病术后癫痫

颅脑外科手术后癫痫发作,根据发生时间分为即刻(≤24 小时)、早期(>24 小时,≤2 周)和晚期癫痫发作(>2 周)三类。通常发生在幕上开颅手术后,而幕下开颅手术(牵拉或血管原因造成大脑损伤者除外)术后癫痫发生率很低。术后癫痫的诊断,参照《临床诊疗指南·癫痫病分册》(以下简称《指南》)的相关标准做出。颅脑疾病手术后癫痫发作,可能产生颅内出血、脑水肿等诸多的危害,而抗癫痫药物也存在过敏反应、肝功损害和药物间相互作用等潜在风险,所以应当有甄别地根据患者具体情况,选择适当的抗癫痫药物,防止即刻癫痫发作和早期癫痫发作,一旦出现癫痫发作则应当积极治疗。

二、术前无癫痫发作的患者术后预防性应用抗癫痫药物的规则

(一) 术后无癫痫发作

1. 病例选择(通常指幕上手术)

有癫痫易感性者或下列情况应预防性应用抗癫痫药物

(1)颅脑外伤手术可以常规预防性应用抗癫痫药物,特别是有以下情况者:

A. 改良格拉斯哥昏迷评分(Glasgow Coma Scale,GCS)<10、广泛脑挫伤或颅骨凹陷性骨折

B. 颅内血肿(包括脑内血肿、硬膜下血肿和硬膜外血肿)

C. 开放性颅脑损伤

D. 外伤后长时间(>24 小时)的昏迷或记忆缺失

(2)幕上脑肿瘤术后不建议常规预防性应用抗癫痫药物,但有下列情况者可以综合评估后考虑应用抗癫痫药物:

A. 颞叶病灶

B. 神经节细胞瘤、胚胎残基肿瘤

C. 手术时间长(皮质暴露时间>4 小时)

D. 恶性肿瘤手术局部放置缓释化疗药物

E. 病灶侵犯皮质或手术切除过程中损伤皮质严重者

F. 复发恶性肿瘤手术并损伤皮质严重者

G. 术中损伤引流静脉或皮质供血动脉,预期会有明显脑水肿或皮质脑梗死

(3)幕上血管性病变术后不建议常规预防性应用抗癫痫药物,但有下列情况者可以综合评估后考虑应用抗癫痫药物:

A. 近皮质的海绵状血管瘤或动静脉畸形(尤其是颞叶)

B. 动脉瘤破裂合并脑内血肿或大脑中动脉动脉瘤

C. 自发性脑内血肿

D. 术中损伤引流静脉或皮质供血动脉,预期会有明显脑水肿或皮质脑梗死

(4)其他颅脑外科手术有下列情况可以考虑预防性应用抗癫痫药物:

A. 颅骨缺损成形术后

B. 脑脓肿或颅内寄生虫(尤其是病灶位于颞、顶叶或开颅手术引起广泛脑皮质损伤者)

2. 抗癫痫药物应用的时机

抗癫痫药物应当在麻醉药物停止时开始应用,以防止即刻癫痫发作;预防性应用抗癫痫

药物通常应当在术后 2 周后逐渐停止使用，目前没有任何证据证明预防性应用抗癫痫药物可以减少晚期癫痫的发生，所以不主张长期应用抗癫痫药物。如果出现即刻或早期癫痫发作者参见《术后有癫痫发作的用药》处理；出现颅内感染或术后形成脑内血肿者，可以适当延长抗癫痫药物应用时间。

3. 抗癫痫药物的用法

（1）选药原则：对意识影响较小、副作用少、起效较快、药物间相互作用小。后期用药可与初始静脉用药相同或者不同。

（2）方法：首先应用静脉注射抗癫痫药物，恢复胃肠道进食后，改为口服抗癫痫药物，换药过程中有 12~24 小时的时间重叠；预防性应用抗癫痫药物需达到药物治疗剂量，必要时进行血药浓度监测。

（3）常用药物：静脉注射药物可选：丙戊酸钠、苯巴比妥钠；口服药物可选：奥卡西平、左乙拉西坦、丙戊酸钠和卡马西平。

（二）术后出现癫痫发作时的药物应用

1. 适应证

颅脑疾病手术后出现癫痫发作，应选择合适的抗癫痫药物进行药物治疗。

2. 用药时间

术后早期（2 周内）出现癫痫发作者，如已预防性使用抗癫痫药，应遵循《指南》的基本原则，加大药物用量，或选择添加其他药物治疗，如果无预防性用药，则应遵循《指南》的基本原则，选择抗癫痫药物治疗。如正规服用抗癫痫药后无癫痫发作，建议结合脑电图等相关证据3 个月后停药。

如果 2 周后癫痫发作未得到有效控制或 2 周后出现反复的癫痫发作，应遵循《指南》的基本原则进行治疗。如果 2 周后出现单次发作，首先选择单药治疗，必要时监测血药浓度调整治疗剂量。此类患者建议在进行正规系统治疗下完全没有发作半年后逐渐减药至停药。

由于颅脑外科手术的病种及手术切除的程度等因素差异较大，因此术后抗癫痫药物的使用及停药时间应根据不同的情况做相应调整。

3. 药物选择

药物的选择应当根据癫痫分类并遵循《指南》的基本原则。术后常用抗癫痫药物：卡马西平（CBZ）、奥卡西平（OXC）、左乙拉西坦（LEV）、丙戊酸钠（VPA）、拉莫三嗪（LTG）和托吡酯（TPM）。

三、术前有癫痫发作的患者术后抗癫痫药物应用原则

（一）适应证

1. 术前有与病灶相关的癫痫发作，行病灶切除术者。

2. 术前曾有癫痫病史，而此次行非癫痫病灶手术者。

（二）药物应用与调整原则

1. 术前的药物应用

（1）手术前应该详细了解患者的病史和诊疗过程，病史询问应该既包括对癫痫病史的询问，也包括对原发病的病史询问如有无颅内压增高、局灶性神经功能障碍。

（2）对于正在服用抗癫痫药物的患者，全面了解服用抗癫痫药物的种类及剂量、服药是

否规律、对各种抗癫痫药物的反应及药物的副作用等。对于服药后无发作的患者根据情况如仍需手术，建议术前继续原有的药物治疗方案；对于服药后仍有发作的患者，建议根据患者的发作类型调整药物种类，选择对患者疗效最确切的药物；尽量选择起效快、服用方法简单的药物；尽可能单药治疗；如对于部分性发作或继发全面性发作，药物调整的时候可选择卡马西平或奥卡西平。

（3）对于手术前服药不正规或未服药的患者，可根据《指南》选择合理药物治疗。

（4）术前需要接受 EEG 等电生理学检查，调整抗癫痫药物方法参照"癫痫手术前后抗癫痫药应用共识"。

2. 术后抗癫痫药物应用方法与调整参照"癫痫手术前后抗癫痫药应用的共识"。

3. 术后抗癫痫药物的减量和停药：

（1）此次手术为与癫痫无关的手术时，术后应当继续进行药物的治疗，停药根据《指南》进行；

（2）此次手术与癫痫相关的病灶全切除，且术前癫痫病程少于 6 个月，癫痫发作次数较少（<5 次），且病灶不是恶性肿瘤者，由于其病因为各种器质性病变，手术后病因去除，多数患者癫痫发作的预后良好，如果术后 6 个月无癫痫发作可以考虑减停药物，减药过程为 6 个月。

（3）此次手术为癫痫相关病灶切除的手术时，一般认为手术后 2 年（含）以上无发作（包括无先兆发作）可考虑在医生指导下逐渐减少及停止服用抗癫痫药物。建议停药前复查长程脑电图，作为评估停药后复发风险的参考，当脑电图仍有明显的痫样放电时，不建议停药。单药治疗者减药过程持续 6 个月或更长时间；多药治疗者每次只减停 1 种药物，每种药物的减药过程至少持续 6 个月以上。

（4）有以下情况者需要延长服药时间：

①如脑电图仍有明显的痫样放电，不建议停药。

②海绵状血管瘤体积较大，病史超过 1 年，手术未完全切除周围的含铁血黄素沉积组织。

③良性病变或低级别肿瘤，如患者的病程较长，术前 EEG 上存在远隔部位的痫样放电，术前抗癫痫药物控制效果不佳，病灶未达到全切除或术后出现术区明显水肿。

④恶性肿瘤或肿瘤复发者。

4. 复发的处理：在减停抗癫痫药物的过程中或停药后短期内出现癫痫复发，应立即进行影像学检查，明确有无原发病的复发。复发一次，如为非诱因发作，即应恢复药物治疗和随访。

四、颅脑外科手术后癫痫发作的紧急处理

1. 强直、阵挛或强直-阵挛发作

颅脑外科术后出现强直、阵挛或强直-阵挛发作时，应首先观察意识、瞳孔及生命体征变化；发作过程中应保持头部向一侧偏斜，维持呼吸道通畅，避免窒息及误吸。必要时行相关辅助检查，排除低血糖及低血钙等非癫痫性发作。如发作持续时间超过 5 分钟按"癫痫持续状态"处理。

发作终止后应根据原发病变性质、部位，选择行头颅 CT、MRI 及脑血管造影等检查，明确是否存在颅内出血、梗死、水肿加重等诱发癫痫样发作的因素存在，如有以上情况需采取相应治疗措施。

2. 惊厥性癫痫持续状态

癫痫持续状态以惊厥性持续状态后果最为严重,需要紧急处理,处理原则包括三个方面:终止发作;对症处理;寻找病因(急诊检查)。现列表如下:

表 1　惊厥性癫痫持续状态的处理程序

时间	终止发作		对症处理	急诊检查
0~20分钟	成人	儿童	①保证生命体征平稳 ②呼吸道通畅 ③吸氧 ④心电图监测 ⑤血压监测 ⑥氧饱和度监测 ⑦建立静脉通道 ⑧儿童使用葡萄糖,硫胺素、VitB6 ⑨纠正酸中毒	血糖 电解质 抗癫痫血药浓度 血气分析 肝功 肾功
	安定 10 ~ 20mg iv (2 ~ 5mg/min) 无效 10~20 分钟可以再次重复	安定 0.3 ~ 0.5mg/kg iv 无效 10~20 分钟可以再次重复		
20~60分钟	成人	儿童	①呼吸道通畅 ②吸氧 ③心电图监测 ④血压监测 ⑤氧饱和度监测 ⑥检查确定和治疗可能的并发症	CT 扫描进行病因学检查 脑脊液检查排除感染 脑电图检查排除假性发作
	苯巴比妥钠针剂 10mg/kg 负荷量静脉滴注,速度 50~100mg/min,然后以 0.5~5mg/(kg·h) 静脉维持。 或丙戊酸钠 25mg/kg 负荷量静脉滴注,速度 3~6mg/(kg · min) 然后以 1~2mg/(kg·h) 维持	苯巴比妥钠针剂 15~20mg/kg 最大注射速度 100mg/min		
>60分钟	①咪达唑仑:缓慢静推 0.15~0.2mg/kg 负荷量,然后以 0.06~1.1mg/(kg·h)静滴。 ②丙泊酚*:1~2mg/kg 负荷量,之后以 2~10mg/(kg · h)静滴。 ③硫喷妥钠*:3~5mg/kg 缓慢 iv,之后以 50mg/2~3min,直至发作停止,然后 3~5mg/(kg·h)静滴。		①重症监护 ②机械通气 ③血液动力治疗 ④颅压监测 ⑤降颅压治疗 ⑥持续用药至发作或脑电发作停止后 24~48 小时 ⑦优化抗癫痫药物	持续脑电图监测 血糖 电解质 抗癫痫血药浓度 血气分析

* 在麻醉科医师指导下应用

颅脑疾病术后癫痫	·即刻癫痫(<24h) ·早期癫痫(≤2周) ·晚期癫痫(>2周)
术前无癫痫发作的患者术后预防性应用抗癫痫药物	·术后无癫痫发作,但有癫痫易感性者或下列情况应预防性用药:颅脑外伤手术可以常规预防性应用抗癫痫药物;幕上脑肿瘤、血管性病变或其他特殊情况术后不建议常规预防性应用抗癫痫药物,但有特殊情况者可以综合评估后考虑应用抗癫痫药物 ·术后出现癫痫发作时的药物应用:应选择合适的抗癫痫药物进行药物治疗
术前有癫痫发作的患者术后抗癫痫药物的应用	·术后抗癫痫药物应用方法与调整参照"癫痫手术前后抗癫痫药应用的共识" ·癫痫手术后2年或2年以上无发作(包括无先兆发作)可考虑逐渐减少或停止服用抗癫痫药物 ·在减停抗癫痫药物的过程中或停药后短期内出现癫痫复发,应立即进行影像学检查,明确有无原发病的复发。复发一次,如为非诱因发作,即应恢复药物治疗和随访
颅脑外科手术后癫痫发作的紧急处理	·颅脑外科术后出现首次强直-阵挛发作:观察生命体征;维持呼吸道通畅;必要时行相关辅助检查 ·惊厥性癫痫持续状态:终止发作;对症处理;寻找病因(急诊检查)(详见列表)

附录 J 中国抗癫痫协会"癫痫中心分类及评估标准"及首批 15 家综合癫痫中心名单

中国抗癫痫协会"癫痫中心分类及评估标准"

1 三级综合癫痫诊疗中心

三级综合癫痫诊疗中心可以设在三级综合医院、条件好的二级综合医院以及专科医院内,癫痫中心应可提供全面、高水平的癫痫诊疗服务,并按照《癫痫外科诊疗技术管理规范》与《临床技术操作规范·癫痫外科分册》,有施行癫痫外科一、二、三级手术治疗的能力。根据医院实际情况,癫痫诊疗中心可按单独科室建制,也可采用多科协作模式,但要建立具体的规章制度以保证相关科室间密切合作定期开展癫痫诊疗服务。

1.1 科室的一般条件

①独立设置癫痫专科门诊,至少设诊断室 3 个,另设治疗室、急诊观察室等;②神经电生理检查室用房面积充分,可以设脑电图室、诱发电位/肌电图室等;③设有单独的癫痫病房,至少设置癫痫专科床位 20 张(含)以上,其中有 5 张(含)以上视频脑电图监测病床。

1.2 人员

①医师每床至少配备 0.3 名医师,其中至少 3 名具有副高以上专业技术职称(指从事癫

痫专业的神经内科、神经外科和儿科)任职资格的医师。其他医师要求具备癫痫专业硕士/博士学位、经过癫痫专业培训(在国内三级甲等医院癫痫专业方向或国外癫痫中心接受癫痫专业培训1年以上)、持有相应进修合格或其他资格证明文件。从事癫痫专业神经内、外科、儿科医师的能力要求见附件(一);

②护士每床至少配备0.5名护士;

③技师根据视频脑电图设备的数量配备电生理技师,每2~3张监测床应至少配置一名神经电生理技师。

1.3　设备

①常规诊疗设备、急救设备、信息化设备等,按三级医院规定配备;②癫痫专业诊疗设备,神经电生理检查设备包括常规脑电图仪、多导联(128导以上)视频脑电图仪、诱发电位仪、电刺激器、经颅磁刺激器等,条件较好的可以配置脑磁图(MEG);神经影像设备为脑计算机断层扫描仪(CT)、能完成多种成像的磁共振成像仪(1.5T以上MRI)、单光子衍射扫描仪(SPECT),条件较好的还应配备正电子发射扫描仪(PET)等;抗癫痫药物血药浓度检测设备;(功能)神经外科手术室必需的设备;神经科重症监护室必需的设备。

1.4　服务内容

合格的癫痫中心不是规模、设备与各类工作人员的简单结合,应重视前期的工作积累,故分级考核前两个年度癫痫中心的实际数据可以很好反映癫痫中心的水平。

1.5　规章制度

制定有各项规章制度、人员岗位责任,有国家制定或认可的诊疗指南和临床、护理、外科技术管理规范及操作规程等,并成册可用。

2　二级癫痫中心

二级癫痫中心可以设立在三级综合医院、二级综合医院以及专科医院,可为癫痫患者提供较高水平的癫痫内、儿科专科诊断和治疗服务。具备按照《癫痫外科诊疗技术管理规范》与《临床技术操作规范·癫痫外科分册》施行有关癫痫外科治疗条件者,也可以开展相应的癫痫外科一、二级手术治疗。

癫痫诊疗中心可按单独科室建制,也可采用多科协作模式,但要建立有具体的规章制度以保证相关科室协同、定期开展有关癫痫诊疗服务。

2.1　科室的一般条件

①独立设置癫痫专科门诊,至少设诊断室1个;②神经电生理检查室用房面积充分,可以设脑电图室等;③设有单独的癫痫病房,至少设置癫痫专科床位10张(含)以上,其中有2张(含)以上视频脑电图监测病床。

2.2　人员

①医师每床至少配备3名医师,其中至少1名具有副高以上专业技术职称(指从事癫痫专业的神经内科、神经外科、儿科)任职资格的医师,其他医师要求具备癫痫专业硕士/博士学位和/或经过癫痫专业培训(在国内三级甲等医院癫痫科或国外癫痫中心接受癫痫专业培训1年以上)、持有相应进修合格或其他资格证明文件,癫痫专业医师的能力;②护士每床至少配备0.5名护士;③技师根据视频脑电图设备的数量配备电生理技师,每2~3张监测床应至少配置一名神经电生理技师。

2.3 设备

①癫痫病房配置的常规诊疗设备、急救设备等,按相应等级医院规定配备;②癫痫科专业诊疗设备。神经电生理检查设备包括常规脑电图仪、多导联(64导以上)视频脑电图仪;神经影像设备为CT、1.5T以上MRI;抗癫痫药物血药浓度检测设备;(功能)神经外科手术室必需的设备;神经科重症监护室必需的设备。

2.4 服务内容

持续的工作积累非常重要,分级考核前两个年度癫痫中心的数据可以很好反映其实际水平。

2.5 规章制度

制定有各项规章制度、人员岗位责任,有国家制定或认可的诊疗指南和临床、护理、外科技术管理规范及操作规程等,并成册可用。

3 初级癫痫诊疗服务设施

初级癫痫诊疗服务设施为设立在医疗机构的癫痫专业门诊,对癫痫病患者提供诊断、咨询和治疗等医疗服务,设于一级(含)以上医疗机构内。可以在内科、神经科或儿科内设立,也可以单独建制。

临床癫痫专业门诊的诊疗条件、水平和内容应明显优于普通的内科、神经科、儿科门诊,但不开展癫痫外科治疗。

3.1 分区布局

布局和流程应当满足工作需要,具备相应的工作区,包括候诊区、接诊区、神经电生理检查区、储存室和污物处理区等基本功能区域,其中候诊区、储存室和污物处理区可与门诊其他部门共同使用。

3.2 人员

①医师至少有2名从事癫痫专业的神经科、内科、儿科执业医师,其中至少1名具有中级以上专业技术职务任职资格,经过良好的癫痫相关知识培训(在三级甲等医院癫痫专科或国外癫痫专科进修半年以上),持有相应进修合格或其他资格证明文件;能力要求为对于癫痫发作进行准确的分类,掌握脑电图尤其是癫痫脑电图特点,熟悉常见的癫痫综合征,熟悉并能正确选择抗癫痫药物、避免和处理药物使用过程中发生的不良事件,能够对儿童发作性疾病能做出鉴别诊断;②护士至少有2名注册护士,具备一定癫痫专业医学知识和癫痫病护理工作经验,获得初级以上专业技术职务任职资格;③至少有1名神经电生理医师或技师,需经过正规的培训(含在三级甲等医院进修脑电图专业3个月以上),掌握常规脑电图的检查、操作、分析,正确书写脑电图报告,熟练掌握脑电图仪器和日常测量数据的保密、储存和维护;④根据业务情况适当增加执业医师、注册护士和技师的数量;⑤有条件的医疗机构,可按照适当比例配备其他相关专业工作者,如神经心理、神经影像、神经药理医师等。

3.3 房屋、设施

①至少设置1间普通诊室;②至少设置1间专用神经电生理检查室。

3.4 设备

①与该医院级别、功能相应的一般诊疗、检验设备;②急救设备有心脏除颤器、简易呼吸器、抢救车,急救设备可与其他门诊科室共用;③信息化设备为信息化设备可与其他门诊科室共用;④癫痫专科设备为质量合格。

首批 15 家综合癫痫中心名单

1. 首都医科大学宣武医院
2. 首都医科大学附属北京天坛医院
3. 首都医科大学三博脑科医院
4. 中南大学湘雅医院
5. 四川大学华西医院
6. 北京大学第一医院
7. 浙江大学第二附属医院
8. 解放军总医院(第一医学中心)
9. 上海交通大学附属仁济医院
10. 复旦大学附属华山医院
11. 广州医科大学附属第二医院
12. 空军军医大学(西京医院)
13. 清华大学玉泉医院
14. 北京协和医院
15. 兰州大学第二附属医院